医用画像
3Dモデリング・3Dプリンター活用実践ガイド

杉本真樹

技術評論社

はじめに
―― 3Dモデリング・3Dプリンターで医用画像を効率的に活用しよう

　コンピュータ医用画像解析の技術は近年著しく高度化し、画像診断装置の高性能化に伴い、一瞬で膨大な画像データを獲得できるようになりました。高機能な画像ビューアも多種にわたり市販化され、患者個別の解剖が高精細な3D画像として各臓器の位置関係から、動静脈や脈管、癌や病変部位、骨格から脂肪組織まで、あらゆる情報がモニター上で容易に閲覧できます。さらにこのデータを元にした3Dプリンターによる臓器立体モデルも作成され、画像等手術支援加算として一部の術式に対し保険収載されています。他にも手術修練、医学教育での有用性も散見されています。

　しかし多くの医療施設では、これらの支援画像情報は、3次元的位置座標やその統合的解析結果などの豊富な情報を含んでいるにもかかわらず、単純にモニター画面やタブレット端末でただ提示するだけに留まっています。

　そこで医用画像情報処理を、効率的かつ最大限に臨床および研究、教育へ活用するために、数多くの臨床医からいただいた要望に応えるべく本書の執筆を企画しました。

　まずデータ情報を入出力する過程の、前処理と後処理の重要性に着目し、画像支援情報とユーザーの親和性に焦点を当てました。医用画像解析の経験のない初心者でもすぐ実践できるように、医用画像解析アプリケーションとして、オープンソースのOsiriX（オザイリクス）を採用し、画像構築の基本からOsiriXの設定、操作法の具体的なワークフローなどを解説しました。実臨床のデータを豊富に用いて、作業行程に沿ったテクニックを図解しながら、わかりやすく直感的に解説しました。

　各章の設定は、実臨床の活用シーンごとに分割し、各臓器別、疾患領域別に画像解析のプロセスを順序よく効率的に学べるように工夫してあります。使用する画像データは、基本的にすべてwebから無償で入手できる実際の人体サンプルDICOM画像を用いており、すべての読者が同様の手技を体験できるようにしました。例えば臓器や癌の部位抽出、関心領域の色分け、セグメンテーションなど、頻繁に利用される手技を中心に、フルカラーでわかりやすく丁寧に解説しています。

　次に近年医用画像の3Dモデリングとして注目されている、仮想現実（Virtual reality：VR）への活用を解説しました。従来は膨大なデータが必要であったVR表示も、コンピュータとユーザー間の新しい情報入出力技術によって、格段と効率化できます。まずDICOMデータからポリゴン化し、STLやPLY、OBJ、VRMLなどのファイルに書き出す方法です。これは必要な表面形状を表示しながら内部データの容量を減少できるので、モバイルPCやタブレット端末でのモニター表示が俊敏になります。さらにVR表示において、コンピュータとユーザー間の新しい情報入出力体験として、没入感や全天球表示による空間的仮想現実や、拡張現実augmented reality（AR）、プロジェクションマッピングに代表される複合現実あるいは混合現

実 mixed reality(MR)、そしてホログラフィーによる支援画像提示など、一連の新しいデバイスや操作方法、活用事例なども詳しく解説しました。

さらに3Dプリンターでの臓器立体モデルの作成と活用法を詳細に解説しました。前章で作成したポリゴンファイルを用いれば、容易に意図する形状へのデータ加工が可能です。このコンピュータ支援設計（Computer aided design：CAD）は、無償で入手できるCADモデリングアプリとしてMeshmixerとMeshLabを実例にあげ、立体形状データの表面加工やデータ補完、関心領域ごとのファイル管理なども解説しました。また実際に3Dプリンティングする際には、造形時に特有のテクニックとしてコンピュータ支援製造（Computer aided manufacturing：CAM）の技術が必要であり、形状データの入力から形状の精度設計、加工法の検討、加工条件、造形素材の選定、シミュレーションから生成まで、医療従事者にはなかなか得られない工学的知識や加工技術なども説明し、全体の構造的機能的デザインに考慮した実際の工程がよくわかる記載となっています。

3Dプリンティング臓器立体モデルの実例も多数列挙し、診断から治療シミュレーション、外科手技トレーニングから医学教育ツールなど、さらに習熟度評価や医療機器開発への活用など、将来的展望を網羅してあります。

巻末には特別付録として、本書によって習得できる画像解析技術で実際に作成した3D臓器ポリゴンモデル（頭部・腹部）を、3D VRとしてiPhoneおよびアンドロイド端末上で、没入感のある立体視体験ができる、特別オリジナルアプリ『VR Body Guide』と、簡易組み立て式VRゴーグルを用意しました。この書籍から得られる3D画像解析のスキルを、読者がより具体的にイメージできるように配慮しました。

本書は医師に限らず、すべての医療従事者、放射線技師、歯科医療や獣医療をはじめ、医用画像に関わるすべての方々に多岐にわたりご利用いただきたいと思います。そして本書によって、医用画像情報という人類が得た素晴らしい英知を、臨床医から研究医、学生から医工学、工業、企業へ、そして医療機器開発や科学教育の現場へ、最大限かつ効率的に活用して、医療の進歩と人類の能力を拡張しうる新たなツールとして広く普及してほしいと期待しています。

2016年 初春

杉本 真樹

目次

2 はじめに

第1章 OsiriXと3Dアプリケーションの基本操作

- 10　1　IT機器とアプリケーションが変える医学・医療の現場
- 11　2　OsiriXとは
- 16　3　OsiriXのダウンロードとインストール
- 20　4　OsiriXへのサンプルデータ読み込みとカスタマイズ
- 30　5　iPadとiPhoneでの活用：OsiriX HDについて
- 36　6　3Dポリゴン（STL）ビューア：MeshmixerとMeshLab

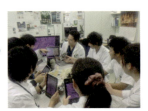

第2章 3Dモデリング入門

- 48　1　レベル1：骨盤の抽出
- 56　2　レベル2：胸腔・肋骨の抽出

74	3	レベル3：心臓の抽出
93	4	レベル4：脳の抽出
108	5	レベル5：頭蓋骨と皮膚の抽出
122	6	レベル6：脳と頭蓋骨・皮膚データの合成

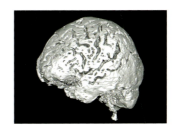

第3章 3Dモデリング実践編

134	1	半透明表示による頭蓋骨の確認
148	2	不要箇所の慎重な削除による下顎の抽出
158	3	Meshmixerで行う上顎の抽出
165	4	肺とがんのモデルをMeshLabで合成
184	5	心臓の抽出とMeshLabでの確認
193	6	ROI（関心領域）とリージョングローイングによる大腸の抽出
208	7	セグメンテーションとROIの補完による腎臓の抽出
232	8	ROIによる肝臓の抽出とMeshLabでの血管との合成

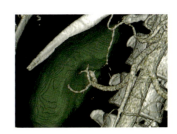

目次

第4章 3Dプリンターによる臓器模型の造形と活用

- 272　1　教育用可視化モデル　正常肝臓
- 273　2　可視化モデル　肝臓と血管
- 275　3　患部可視化モデル　肝臓がん
- 276　4　感触近似モデル　柔らかい肝臓
- 277　5　感触近似トレーニングモデル　切れる肝臓
- 280　6　病変可視化モデル　腎臓がん部分切除術
- 281　7　手技練習用モデル　前立腺全摘術
- 282　8　病変可視化モデル　骨盤骨折整復術
- 283　9　内部構造・強度再現モデル　大腿骨
- 284　10　手術シミュレーションモデル　頭蓋骨形成術
- 285　11　手術シミュレーションモデル　下顎骨再建
- 286　12　教育用可視化モデル　歯・顎
- 287　13　手技練習用モデル　全腹部
- 288　14　手技練習用モデル　大動脈瘤の軟性血管モデル
- 289　15　教育用可視化モデル　脳と頭蓋骨

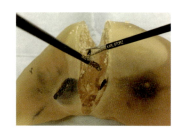
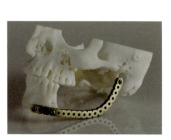

290	16	教育用可視化モデル　脳と頭蓋骨（小児）
291	17	教育用モデル　肺と気管・気管支
292	18	教育用モデル　胸部・縦隔
293	19	教育用モデル　心臓（キューブ造型）
294	20	教育用モデル　手
295	21	教育用モデル　足
297	22	教育用モデル　下肢
298	23	教育用モデル　腹部体幹・CT断層

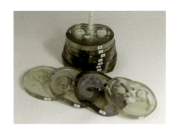

第5章　3Dモデリングのイノベーション

| 300 | 1 | 3Dモデリング技術開発の現場：ファソテック |
| 305 | 2 | 3D VRの医療最前線 |

312　特典アプリ『VR Body Guide』と付録VRゴーグルの使い方

313　あとがき／プロフィール

315　参考文献

316　索引

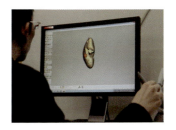

- OsiriXは日本国内において、無償版、有償版ともに、医薬品、医療機器等の品質、有効性及び安全性の確保等に関する法律（薬機法）に基づく初期診断用の医療機器としての販売許可を得ていません。したがって、画像閲覧やリサーチ、教育用には使用可能ですが、初期診断、診療手順や患者管理での使用は禁止されています。日本国内での臨床への応用は、各自の裁量のもとで、自己責任で行ってください。

- 本書に記載された内容は、情報の提供のみを目的としています。したがって、本書を用いた運用は、必ずお客様自身の責任と判断によって行ってください。これら情報の運用結果について、技術評論社および著者はいかなる責任も負いません。

- 本書記載の情報は、本書執筆時点である2016年2月現在のものを掲載しています。これらの情報は予告なく変更される場合があります。ご了解いただいた上でご利用ください。

- 本文中に記載されている製品の名称は、すべて関係各社の商標または登録商標です。

第1章

OsiriXと
3Dアプリケーションの
基本操作

第1章では本書で登場している3本のアプリケーション、
OsiriXとMeshLab、Meshmixerの
導入方法、カスタマイズなどを解説します。
また、「第2章 3Dモデリング入門」「第3章 3Dモデリング実践編」で
使用するサンプルデータの入手方法、
OsiriXへの読み込み方法についても触れます。

第1章

1 IT機器とアプリケーションが変える医学・医療の現場

医学・医療現場におけるIT機器の導入は著しく進んでいます。
日常生活で用いているパソコンのみならずスマートフォンやタブレットを
医療従事者が活用するようになりました。
さらに3Dプリンターの登場も大きな影響を与えています。

　ここ数年で医療現場におけるIT機器の導入は大きく進み、CTやMRI画像の解析にはワークステーションを利用するのが一般的になってきました。さらにスマートフォンやタブレットを診察や手術中に活用する事例も増えています。より直感的に人体組織や病状を理解できる3D分野のIT的な活用も発達してきています。CTやMRIで得た画像データから人体組織や患部を模型化することが極めて容易になり、手術の検討、模型を使った手術そのもののシミュレーションなど多方面に応用されるようになりました。これにより今までは高い医学知識がないと識別が難しかった症状や患部を、IT技術によって、より直感的な形で可視化することが可能になりました。例えば患部の3D立体画像の作成により周囲の血管の位置や広がりを把握する、あるいは見た目や感触が人体そっくりの組織モデルを作り、手術の練度を高めるための訓練を行うことなどが可能になったのです。
　そのような医学的なデータ解析や3Dデータ、模型作成には、医学用途として特化したものから、一般的なものまで幅広いアプリケーションが利用されています。本書は筆者が実践しているアプリケーションの活用方法について、OsiriXを中心に詳しく解説します。

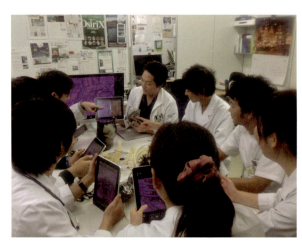

3Dモデリングの医療への応用は、臓器や患部の位置関係を立体的かつ直感的に把握できるというメリットがある

2 OsiriXとは

医療現場で得られたCTやMRIなどの画像データの解析を
強力にサポートするアプリケーションがOsiriX（オザイリクス）です。
本節ではその特徴を解説します。

　OsiriXは医療に使われるレントゲン撮影装置、CT（コンピュータ断層撮影装置）やMRI、PETなどの装置から出力されるDICOM形式の医用画像をパソコンで表示する、Mac OS X用のアプリケーションです。

　Mac OS X専用の高性能DICOM（ダイコム、Digital Imaging and COmmunication in Medicine）ビューアアプリケーションで、さらにDICOM通信機能も備えた簡易的なPACS（パックス、Picture Archiving and Communication System：画像保存通信システム）としても活用でき、iPadなどiOS対応モバイル機器と連携可能なネットワーク機能を備えています。

　OsiriXの長所は、高速で多様な表現力と操作性を備えた3D機能です。CTやMRIなどで撮影された2次元の画像を再構成して、より直感的な3次元画像を高速に描画することができます。OsiriXはオープンソースアプリケーションということもあり、医療従事者からのフィードバックを得ながら、プログラマーにより改善がなされてきました。2003年の開発開始以来、すでに10年以上世界各地の医療従事者によって利用された叡智の結晶だ、と言っても大げさではないでしょう。

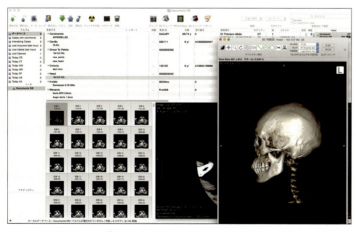

OsiriXの動作画面。データベース上のDICOM画像を、3Dボリュームレンダリングビューアに表示させている。このように膨大なデータを立体的な画像に変換することで、様々な情報を直感的に把握することが可能になる

OsiriXの名称

OsiriXの名前は、古代エジプト神話に登場するオシリス（Osiris）神に由来します。OsiriXはこのオシリスとMac OS Xの「X」の二つの意味を持たせた名前です。読み方は、ヨーロッパでは「オザイリクス」、米国では「オサイリクス」と濁らないで発音していることが多いようです。日本国内では海外でも通じる国際基準の発音「オザイリクス」が一般的な呼び方になっています。

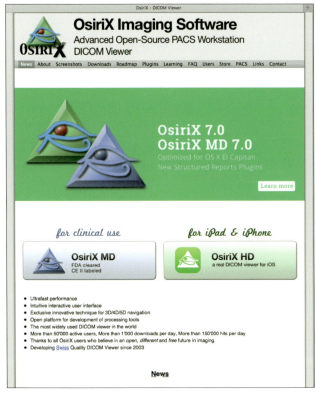

OsiriXの開発元Webページ。目の描かれた三角形のグラフィックがOsiriXのアイコン
http://www.osirix-viewer.com/

小規模PACSとしてのOsiriX

OsiriXは簡易DICOMサーバとして運用可能な、TCP/IP上のソケットサーバ（リスナー）の機能を備えています。

OsiriXは、医用画像機器間の国際標準通信プロトコル規格、DICOM3.0に完全準拠しています。

ネットワークで結ばれたモダリティ装置（CR、CT、MRI、DSA、PET、超音波、内視鏡、眼底カメラなど一般的な画像診断装置）から転送されてくるDICOM

通信を直接受信できます。これによりモダリティと「Mac+OsiriX」のみで構成される最小システムで運用することも可能です。OsiriXは2D/3D医用画像ビューアの機能を備えているので、このシステムがあれば簡易PACSとして予算規模的にも比較的手軽に運用できます。実際にクリニックや医院などの小規模医療施設でOsiriXだけで運用している例があります。

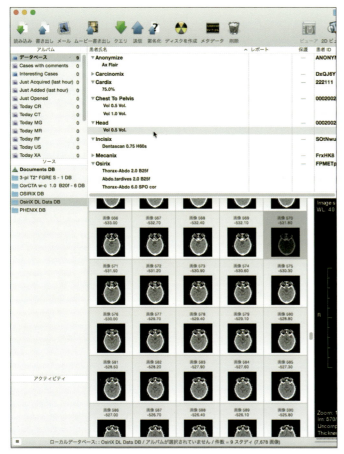

OsiriXのデータベース部分の拡大。様々なモダリティで撮影した画像をデータベースに登録することができる

DICOMデータ操作機能

かつては医療用画像はフィルムに記録されることが主でしたが、今ではデジタルデータの利用が一般化しています。施設間での画像データのやり取りもデジタル化されています。昨今ではDICOMデータをUSBメモリやハードディスク、さらにはネットワーク経由でやりとりすることも可能になりました。

OsiriXは一般的なワープロや表計算のアプリケーションで利用可能な画像フォ

ーマット、TIFF、JPEG形式での保存も可能です。

　さらにDICOMデータに含まれる患者ID等、個人情報の変更も可能です。他院で撮影されたデータの患者IDを、自分の病院施設のIDに変更してDICOMサーバに転送し、自院施設の画像データと同様に取り扱うこともできます。

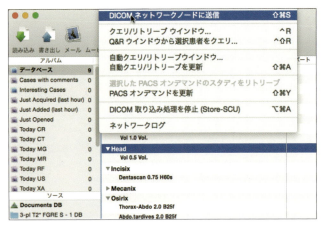

iOSで動作するOsiriX HDへDICOMサーバとしてDICOMデータを送信することもできる

2Dビューア機能

　OsiriXはDICOMビューアとしての基本的な機能を持ち、距離、角度、矩形、楕円形の面積、ROI（関心領域）計測などが可能です。この他、上下左右へのマウス

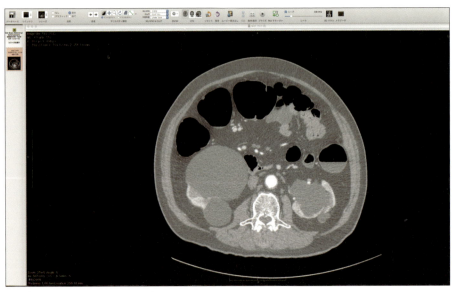

2Dビューアで大腸のCT画像を表示

ドラッグによるWL（ウインドウレベル）／WW（ウインドウ幅）の変更、WL／WWのプリセット機能、CLUT（カラールックアップテーブル）のほか、画像回転、拡大／縮小、拡大レンズ機能（4倍ズーム）、画像移動、過去画像などとの比較表示、複数画像を同時表示する際の分割数（タイル表示）の変更などの機能を持っています。

3Dワークステーション機能

　OsiriXは3D画像を生成する機能を持っています。主なものとして、CTなどのスライス画像から3Dボリュームレンダリングの生成、同じく臓器の表面のみをレンダリング描画する3Dサーフェスレンダリング、ボリュームレンダリングの視点を内部に設定したバーチャル3D内視鏡機能など多彩な機能があります。

　その他、複数断面を同時に表示するMPR（multi planar reformation）として、3D MPR、2D曲面MPR、2D直交面MPRなどがあります。

　また、OsiriXではPETとCT、PETとMRIといった異なるモダリティで撮影した画像をフュージョン（重畳）させることが可能です。これにより総合的な診断も行うことができます。

　なお、OsiriX自身が生成した2D／3D画像データだけでなく、他社製3Dワークステーションから得たものを、OsiriXを経由してDICOMサーバに転送することが可能です。この機能を利用して心電図の波形画像データや内視鏡画像をOsiriXに取り込み、その後、DICOMサーバに転送している施設もあります。

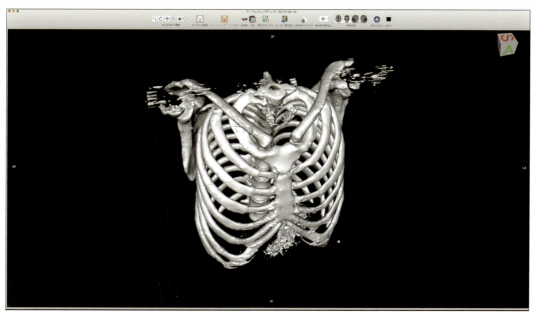

3Dサーフェスレンダリングビューアで胸腔を描画

第1章

3 OsiriXのダウンロードとインストール

OsiriXは、Mac OS X 10.8以降が動作するMacがあれば、
誰でも簡単に使える各種医用画像の2D／3D表示・加工用アプリケーションです。
無料のものと有料のものが提供され、
それぞれニーズに合わせて利用することが可能です。

　OsiriXは2016年2月現在、公式サイトより、32bit版（無償）のOsiriX Lite、FDA認証版（有償）のOsiriX MD、そしてiOS機器向け（有償）のOsiriX HDを入手できます。なお、提供形態については本書刊行時点のものであり、その後変更される場合もあることをあらかじめご留意ください。

　本書では特に断りのない限り、本書執筆時点でのバージョンであるOsiriX MD 7.0を使用して動作確認しています。ただし使用している機能は主要なものであり、今後大きな仕様変更がない限りはバージョンに依存せずに使える活用法を紹介しています。

 Note

OsiriX 有償版と無償版の違い

OsiriXは複数のバージョンが提供されています。OsiriX 7.0リリース（2015年12月）以降、OsiriX64bit版として販売されていたバージョンは現在OsiriX MDに統一され、米国のFDA（アメリカ食品医薬品局）で認証を受けた有償版として販売されています。また、以前はOsiriX32bit版として提供されていたバージョンは、現在はOsiriX Liteと呼ばれ、引き続き無償で提供されています。

両者の機能は基本的に同一ですが、扱えるデータ量や医療認証上の扱いなどが異なります。OsiriX MDは、OsiriX Liteにあるメモリ4GBの制限を受けずに、画像を大量に取り扱うことができます。具体的にはマルチスライスCTやPET-CTなどの1シリーズで1500スライスを超える画像や、CardiacやFunctional Imagingなど1シリーズで3000スライスを超える画像を処理する場合にはOsiriX MDを使う必要があります。

なお、OsiriX MDはFDAおよびCE（EUでの法令適合マーク）で認証されていますが、日本の薬機法では2016年2月時点で未承認です。現在、日本の代理店（有限会社ニュートン・グラフィックス、URL: http://www.newton-graphics.co.jp/）により、認証作業中です。

OsiriX Liteのダウンロード

2016年2月現在、OsiriX Liteは無償で提供されています。OsiriXにどのような機能があるのかを試される方のためにダウンロードとインストール方法について解説します。

Step 1 ダウンロード先のURLは以下の通り。OsiriX Liteをダウンロードするには、Webページ下部のアイコンをクリックする。「OsiriX 7.0 DOWNLOADS」から「OsiriX Lite 7.0」をクリックする。

ダウンロード先：http://www.osirix-viewer.com/
有償版もここから購入できる。

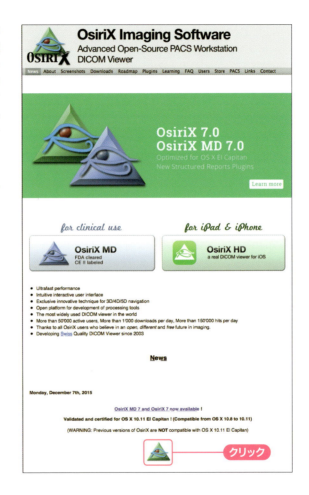

Step 2 画面が切り替わるので「新規ユーザー」をクリックする。

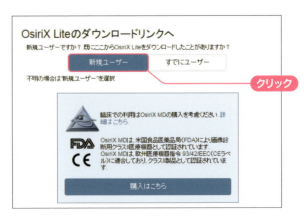

Step 3 ユーザー情報入力画面が表示される。全て入力（①）して「OsiriX Liteのダウンロードリンクはこちら（無報酬）」をクリック（②）すると、登録したメールアドレスにOsiriX Liteのダウンロードリンクが送信される。

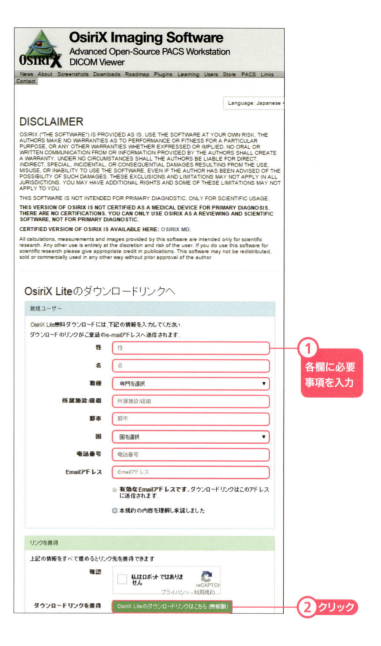

Step 4 電子メールで送られてきたURLをクリックするとこのページが表示される。注意書きを読んで問題がないのであれば「Agree」を選択すると「OsiriX Lite.dmg」のダウンロードが開始される。

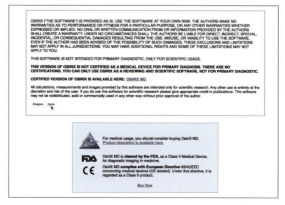

Step 5　ダウンロード先で「OsiriX Lite.dmg」をダブルクリックする。「Agree」をクリックし、「Osirix Lite Installer」をダブルクリックで起動する。

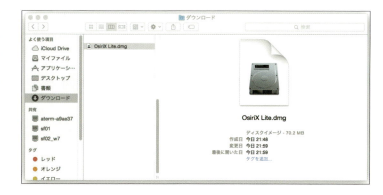

Step 6　「Install」をクリック。なお、インストール時に管理者の名前とパスワードを求められる場合がある。

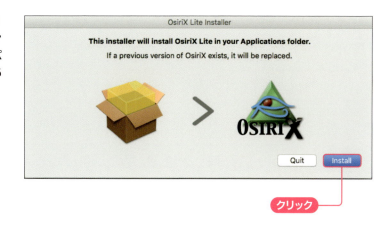

クリック

Step 7　「アプリケーション」フォルダ内にOsiriX Liteのアイコンが表示されればインストールは完了。

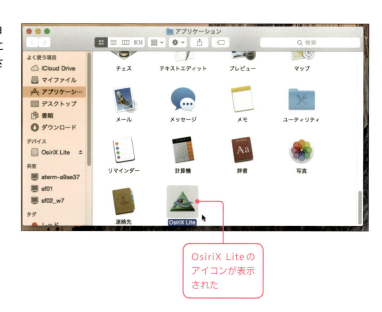

OsiriX Liteのアイコンが表示された

19

第1章

4 OsiriXへのサンプルデータ読み込みとカスタマイズ

OsiriXは医療従事者が利用する一般的なワークステーションと
遜色のない様々な機能を持っています。
ここではその中から本書でのOsiriXの操作に役立つ
カスタマイズ情報を解説します。

　本書は実践的な3Dデータの作成テクニックを主に解説しています。個々の機能や操作説明については筆者の既刊書籍『OsiriX画像処理パーフェクトガイド』（エクスナレッジ刊）を参照してください。本節ではサンプルデータのOsiriXへの読み込み方法と、効率的な3Dデータ作成のためのカスタマイズ方法について解説します。

OsiriXへのサンプルデータの読み込み

　OsiriXの公式サイトからダウンロードしたサンプルデータ（DICOMデータ）をOsiriXへ読み込ませる手順について解説します。他サイトで公開されているサンプルデータについても、同様な手順でOsiriXのデータベースに登録することができます。

Step 1　OsiriXの公式サイトのサンプルデータ提供ページ（URL: http://www.osirix-viewer.com/datasets/）にアクセスする。例として「PHENIX」をダウンロードするのでクリックする。

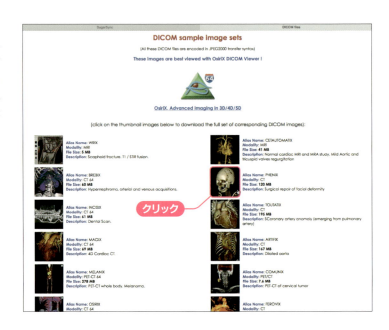

Step 2　ダウンロードが開始された。

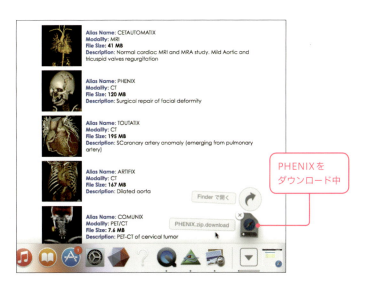

Step 3　ダウンロードが完了したら「ダウンロード」フォルダにアイコン「PHENIX」フォルダが表示される。画像は「PHENIX」の情報を表示させたところ。

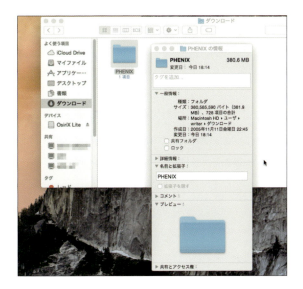

Step 4　OsiriXを起動する。

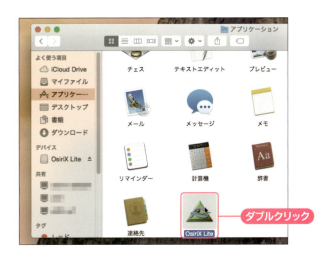

Step 5 ダウンロードした「PHENIX」フォルダをOsiriXのローカルデータベースの患者氏名エリアにドラッグ＆ドロップする。「ファイルをコピー」あるいは「リンクをコピー」すれば、データベースへの登録が開始される。

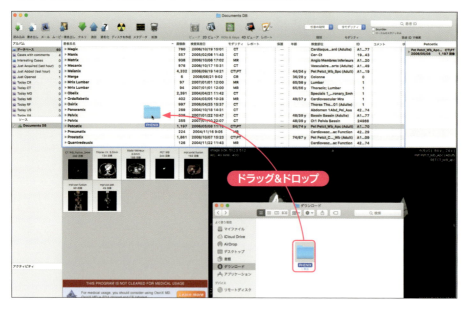

Step 6 ローカルデータベースへのDICOMデータの登録が開始された。なお、登録中および登録直後は、患者氏名エリア内データ名の先頭にオレンジ色のマークが付く。

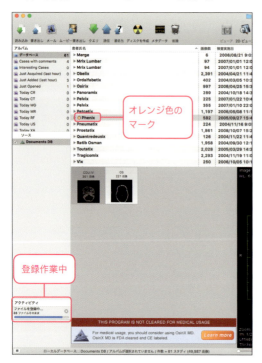

Step 7 「PHENIX」がローカルデータベースに登録された。

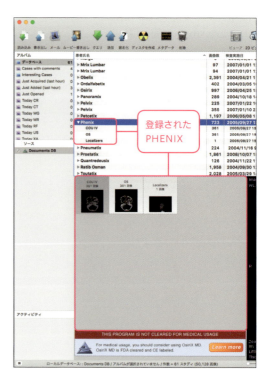

本書で使用したサンプルデーター覧

　本書で使用しているDICOMサンプルデータは、株式会社技術評論社が提供しているものの他にOsiriXの公式サイトで公開されているサンプルデータを使用しています。必要に応じてサンプルデータをダウンロードの上、OsiriXのデータベースに登録してください。なお、これらのデータに関しては提供元の示すライセンス規約を遵守した上でご利用ください。

■サンプルデータの公開URL

技術評論社サイト　http://gihyo.jp/book/2016/978-4-7741-8009-0/support
OsiriX公式サイト　http://www.osirix-viewer.com/datasets/

第2章1 レベル1：骨盤の抽出
Chest To Pelvis（本書提供）

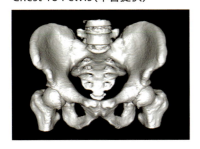

第2章2 レベル2：胸腔・肋骨の抽出
Chest To Pelvis（本書提供）

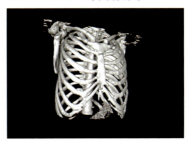

第2章3 レベル3：心臓の抽出
Chest To Pelvis（本書提供）

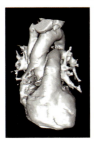

第2章4 レベル4：脳の抽出
Head（本書提供）

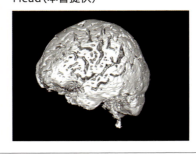

第2章5 レベル5：頭蓋骨と皮膚の抽出
Head（本書提供）

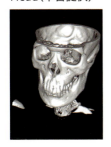

第2章6 レベル6：脳と頭蓋骨・皮膚データの合成
Head（本書提供）

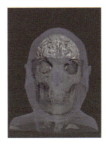

第3章1　半透明表示による頭蓋骨の確認
PHENIX

Alias Name: PHENIX
Modality: CT
File Size: 120 MB
Description: Surgical repair of facial deformity

第3章2　不要箇所の慎重な削除による下顎の抽出
INCISIX

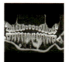

Alias Name: INCISIX
Modality: CT 64
File Size: 61 MB
Description: Dental Scan.

第3章3　Meshmixerで行う上顎の抽出
INCISIX

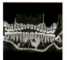

Alias Name: INCISIX
Modality: CT 64
File Size: 61 MB
Description: Dental Scan.

第3章4　肺とがんのモデルをMeshLabで合成
CARCINOMIX

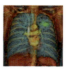

Alias Name: CARCINOMIX
Modality: CT
File Size: 42 MB
Description: Lung carcinoma.

第3章5　心臓の抽出とMeshLabでの確認
CARDIX

Alias Name: CARDIX
Modality: CT
File Size: 43 MB
Description: Cardiac ecg-gated CT.

第3章6　ROI（関心領域）とリージョングローイングによる大腸の抽出
COLONIX

Alias Name: COLONIX
Modality: CT
File Size: 87 MB
Description: Colonic CT.

第3章7　セグメンテーションとROIの補完による腎臓の抽出
MECANIX

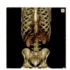

Alias Name: MECANIX
Modality: CT 64
File Size: 120 MB
Description: Study on 64 detector CT , normal arteries.

第3章8　ROIによる肝臓の抽出とMeshLabでの血管との合成
OSIRIX

Alias Name: OSIRIX
Modality: CT 64
File Size: 83 MB
Description: Study on 64 detector CT. Renal graft.

ツールバーのカスタマイズ

　OsiriXでの画像処理には、使いやすいインターフェイスの環境を自ら整えていくことが重要です。ツールバーをカスタマイズして、普段からよく使うツール類を配置しておきましょう。また、使う頻度の低いアイコンを外すこともできます。これにより、ローカルデータベースウインドウや各種ビューアのツールバーを自分好みに再配置・整理できます。カスタマイズ方法はドラッグ＆ドロップするだけなのでとても簡単です。また、アイコンのスペースの位置も自由に決められます。

　ここでは例として3Dボリュームレンダリングビューアのツールバーに「リセット」を追加します。

Step 1 このツールバーを使いやすくカスタマイズしていく。

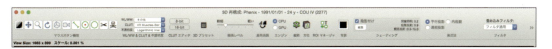

Step 2 ツールバーの何もない部分を右クリック（①）、あるいは「control」キーを押しながらクリックし、プルダウンメニュー「ツールバーをカスタマイズ」をクリック（②）。

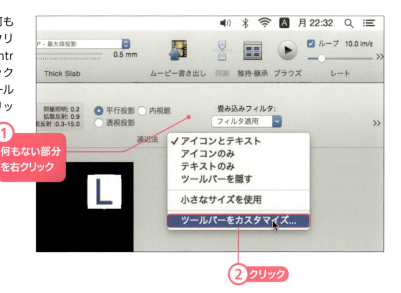

Step 3 「よく使う項目をツールバーにドラッグしてください」パネルから
「リセット」をツールバーにドラッグ＆ドロップ（①）する。
カスタマイズが終わったら「完了」をクリック（②）。

Step 4 他にも必要なものがあれば適宜追加して
自分なりに使いやすくしていく。

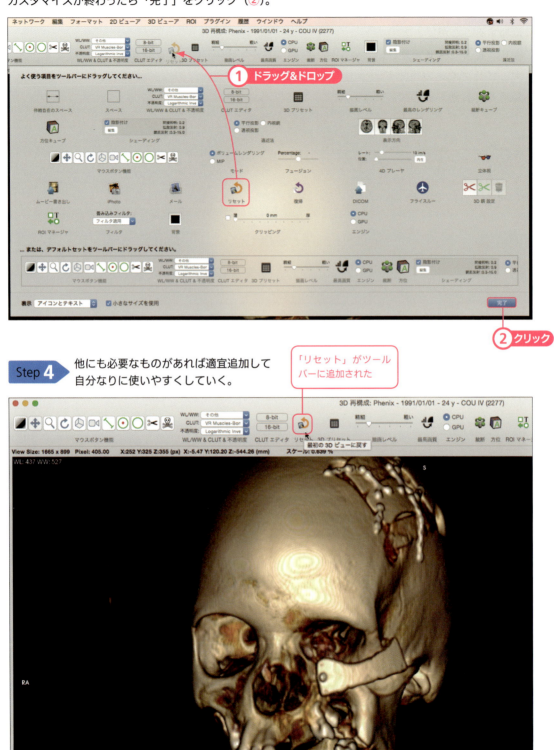

プラグインによる機能追加

　OsiriXの特徴の一つとして、プラグインが多数用意されており、新機能を容易に追加することができます。プラグインには新しい計測機能や画像処理機能などがあり、有償・無償さまざまな種類のものが公開されています。

　次にプラグインの追加方法を説明します。なお、プラグインを組み込むにはOsiriXを再起動する必要があります。

Step 1 メニューバーから「プラグイン」（①）内の「プラグインマネージャ」をクリック（②）。

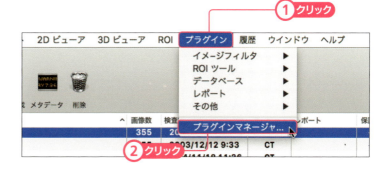

Step 2 「プラグインマネージャ」ウィンドウで「ダウンロード」タブを選択。

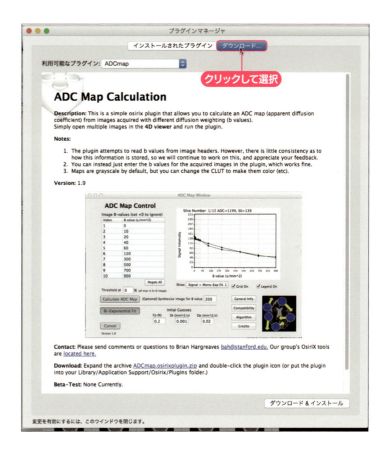

Step 3 「利用可能なプラグイン」プルダウンメニューから目的のものを選択（①）し、「ダウンロード＆インストール」をクリック（②）。

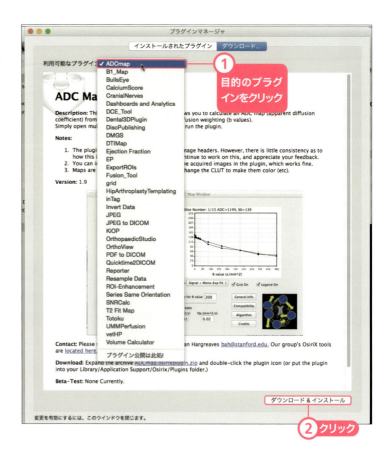

画像の自動回転停止

初期状態のOsiriXでは、3Dボリュームレンダリングで表示される画像が3分後から自動で回転します。これを止めるための手順は次の通りです。

Step 1 メニューバーの「OsiriX MD」（①）から「環境設定」（②）を選択。

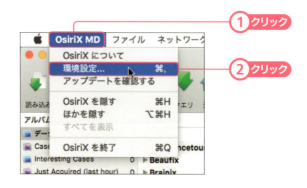

Step 2 「OsiriX環境設定」パネル内の「3D」をクリック。

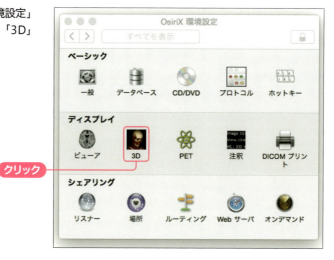

クリック

Step 3 「OsiriX環境設定：3D」内「3D MIP/VRビューアウインドウ表示から3分後に画像を自動回転開始」のチェックを外す（①）。パネルの左上をクリック（②）して、パネルを閉じる。

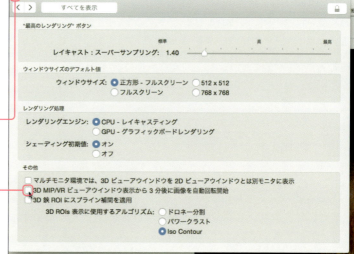

② クリック

① チェックを外す

第1章

5 iPadとiPhoneでの活用: OsiriX HDについて

タブレットやスマートフォンを使い、打ち合わせの合間や手術時に
CTやMRI画像を確認できたら便利だと思いませんか。
そんなニーズを満たしてくれるのがiOS用アプリ「OsiriX HD」です。

　OsiriX HDはiPadやiPhoneで動作するiOS用アプリとして有償で提供されています。ただし、機能はMac OS用アプリケーションより少なく、DICOMクライアント端末としてクエリ＆リトリーブ機能、2Dビューア機能、簡易計測機能（距離計測、面積計測、ROI計測）や、複数のDICOMサーバの登録などができます。
　DICOM受信のためのDICOMリスナー機能を備え、OsiriX HDを起動さえしていればiOS機器でDICOM受信が可能になります。これによりDICOMサーバから受信したDICOMデータはiPadなどのiOS端末に保存され、ネットワークがない環境下でもいつでも画像を参照できるようになります。

手術での活用

　OsiriXのデータを、手術室内に持ち込んだiPadで閲覧し、活用している事例があります。一例を挙げれば患者の術野の近くにOsiriX HDを配置し、OsiriXの2D画像や事前に作成した3D画像を表示させて、それを確認しながら手術を行うというものです。その医療施設ではiPadを滅菌した市販の防水バッグに入れておき、手術用手袋をした状態でも操作できるようにしています。また、患者への治療内容の説明（インフォームドコンセント）や病棟の回診に活用している施設もあります。

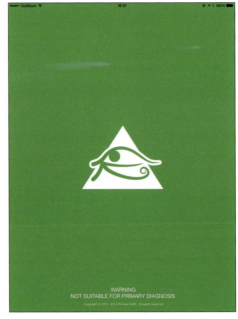

OsiriX HDの起動画面

インストール方法

　iOS機器上で「App Store」アプリを起動し「OsiriX HD」を検索してインストールする方法を解説します。

Step 1 「App Store」を起動する。

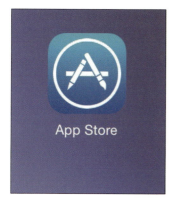

Step 2 右上の検索ボックスで「OsiriX HD」と入力し検索を実行（①）。「OsiriX HD」が表示されたらアプリをタップする（②）。「OsiriX HD」のページがフォーカスされるので、価格の部分をタップすると「購入」に表示が変わる（③）。

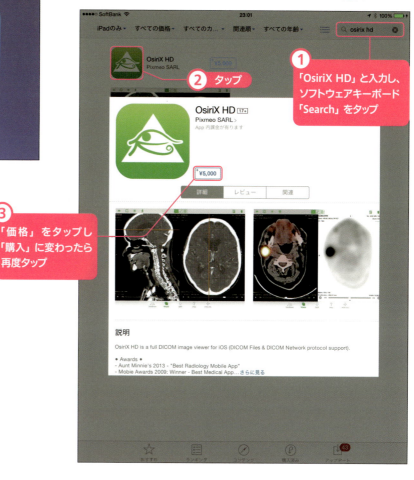

Step 3 「購入」をタップするとパスワードの入力を求められる（①）。パスワードを入力し「OK」をタップする（②）とインストールが開始される。

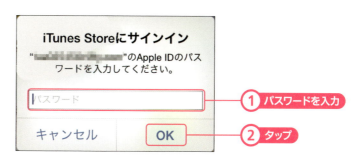

31

OsiriX HDの操作方法

　OsiriX HDはMac上のOsiriXなどDICOMサーバと連携し、DICOMデータを閲覧する機能を備えています。DICOMサーバとiOS上のOsiriX HD相互の通信は、安全かつ暗号化されたiOS組み込みVPN通信で実行します。

　なお、本書はiOS用アプリのうち、iPad版OsiriX HDの機能を紹介しています。iPhone版とiPad版では基本的な操作方法は同じですが、iPhone版は「Add-ons」がメニューにないため、有料プラグインが利用できません（2016年2月現在）。

1 「データベース」画面

　初回起動時にはサンプルデータの読み込みを尋ねてきますので、必要であれば「はい」を選択します。サンプルデータを使わずにDICOMデータを読み込む場合は「いいえ」を選択します。画像はOsiriX HDのサンプルデータと本書サンプルデータをOsiriX HDへ転送した状態です。

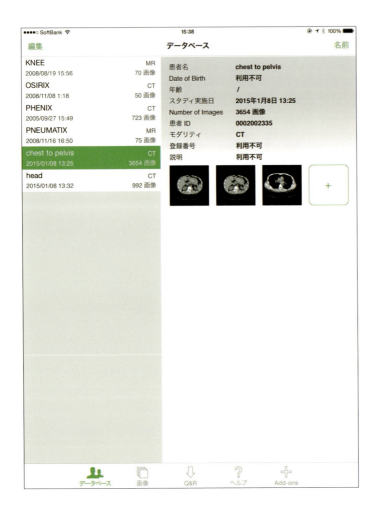

2 「画像」画面

「画像」ではDICOMサーバから読み込んだDICOMデータを画像として表示することができます。スライダの操作でスライス全体の画像を移動しての閲覧が、表示させた画像はピンチインで縮小、ピンチアウトで拡大がそれぞれ可能です。このほかドラッグによる回転、2本の指により設定・調整できるライン測定ツールを使用したオブジェクトサイズの測定などが可能です。

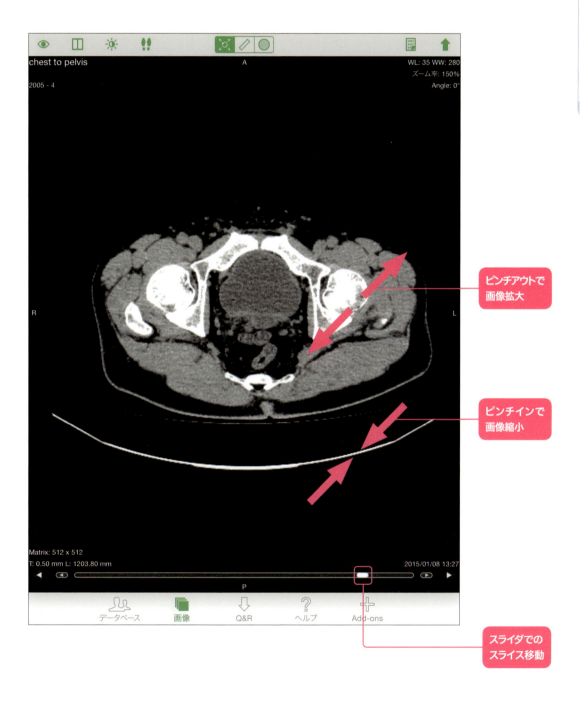

3 「Q&R」画面

　同じネットワーク上のDICOMサーバと通信し、DICOMデータを受信するための操作を行います。Mac上にインストールしたOsiriXをあらかじめDICOMサーバとして設定しておくと、OsiriX HD上で「DICOM NODES」として認識され、DICOMデータを受け取ることが可能になります。画像はiPad（SF03）上で「サーバリスト」にDICOMサーバとなるMac名を表示させたところです。これにより自在にMac上のOsiriXからiOS上のOsiriX HDへDICOMデータを送信することができます。

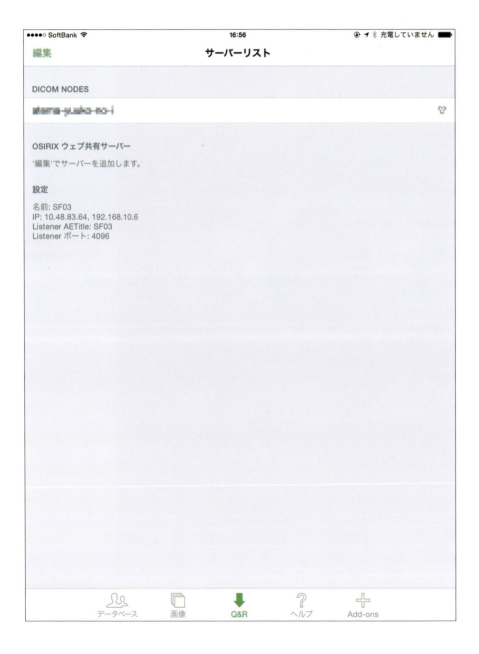

4 「ヘルプ」画面

OsiriX HDの操作や画像の追加方法、DICOMサーバの設定方法などが日本語で記載されています。インストールしたら一度は目を通しておくと良いでしょう。

画像の転送

OsiriXはDICOM対応デバイスなので、すべての転送はDICOMプロトコルを通して行われます。

以下のプロトコルに対応しています：C-STORE SCP, C-GET SCU, C-MOVE SCU, C-FIND SCU, WADO

DICOMネットワーク上にあなたのデバイスを追加するために必要となるのは：

- WiFi、あるいはVPNを含む3G / 4Gを通してアクセス可能なDICOMネットワーク
- DICOMネットワークにアクセス可能なiOS

ネットワークに接続後、あなたのiOS端末をDICOMネットワーク上のDICOMノードとして定義する必要があります。Mac上で動作するOsiriX 3.3(もしくはそれ以降)をお使いであれば、直接[Macへ接続]することができます。そうでない場合は、次の情報を得た上で、あなたのネットワーク管理者に依頼してあなたの端末をDICOMネットワークに追加してもらってください。

- IPアドレス
- リスナーのAEタイトル
- リスナーのポート

これらの情報は、OsiriXの[Q&R]タブで表示されます。

```
DEVICE PARAMETERS
Name: iPhone Simulator
IP: 192.168.1.72
Listener AETitle: IPADSIMULATOR
Listener Port: 4096
```

5 「Add-ons」画面

OsiriX HDの機能を拡張するプラグインを組み込むためのメニューです。プラグインをアプリ内課金として購入できます。

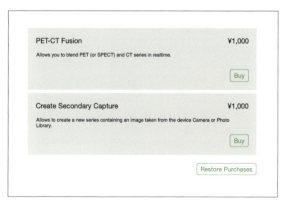

6 3Dポリゴン(STL)ビューア: MeshmixerとMeshLab

第1章

OsiriXで作成した3Dポリゴンデータを手軽に加工、
あるいはタブレットやスマートフォンで表示させるにはどうすればいいのでしょうか。
そこで無料で便利に使えるアプリケーションとしてMeshmixerとMeshLabを紹介します。

　本書ではCTやMRIから得た2Dデータを、3Dプリンターなどでよく使う3Dポリゴンデータに加工するために、OsiriXを使用しています。ポリゴンとは3Dコンピュータグラフィックスで立体を表現する際に用いられる、多角形の平面データのことです。これを座標データに基づいてポリゴンの各頂点をつなぐことで、物体の表面を表示できます。この3Dポリゴンデータで臓器の形状を3Dポリゴンモデルとして利用します。

　OsiriXでは3Dポリゴンモデルの一般的なデータフォーマットであるSTL形式で作業結果を保存できますが、残念ながら読み込んで加工することはできず、STLデータの修正を行う場合、別のアプリケーションを使用しなければなりません。大がかりな修正なら3Dプリンター業者に依頼するという方法もありますが、医学的な知識がないと直せない修正は、どうしても自分で手がけたいという場合があります。

　そこで本書ではSTLデータを加工する際のMac用アプリケーションとして、MeshmixerとMeshLabを使用しています。これらの目的と使用環境に合わせた使い分けは、次のようになります。

1 Macのみで3Dデータを作成、活用する場合

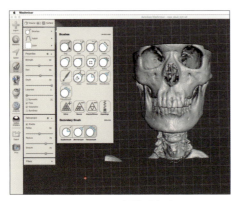

Meshmixer は STL ファイルの編集が容易

　Macを使用しているユーザーは、同じMac用アプリケーションであるOsiriXとMeshmixerを連携させると、お互いの長所を組み合わせて効率的に3Dデータの加工を行うことができます。

2 医療現場で3DデータをiPadで閲覧したい場合

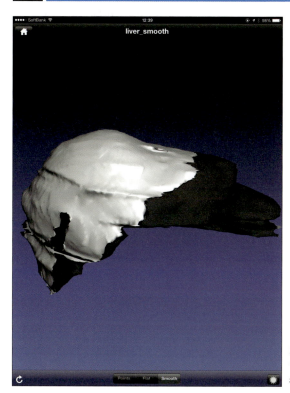

MeshLabは、Mac用アプリケーションだけでなくiPadなどで利用可能なiOS用アプリが提供されています。あらかじめMac用MeshLabで操作に慣れておくと、例えば手術中に臓器や患部などの3Dデータを確認したい場合、類似した操作体系のiOS用MeshLabで即座にデータを確認できます。

MeshLabは機能が制限されているが、操作の習得は容易

なお、筆者は3Dデータの加工は、操作アイコン表示がわかりやすいMeshmixerで、iPadでの3Dデータ確認のみならMeshLabという使いわけをしています。

> **Note**
> ### 対応OSについて
> MeshLabは、本書で取り上げたMac用アプリケーションとiOS用アプリ以外にWindows用アプリケーションおよびAndroid用アプリが提供されています。

Meshmixerのインストール

　Meshmixerは3D CAD/CAM用アプリケーションです。非常に高機能なアプリケーションで3Dポリゴンデータ作成用としてゼロベースから立体モデルを作成できます。あたかも粘土で立体物を作成するかのように、3Dデータを簡単に造形することが可能です。本書では、OsiriXで作成したデータの修正や合成表示のための機能を、一部使用しています。

　Meshmixerのインストール手順は次の通りです。なお、2016年2月現在App Storeには登録されていないため、ダウンロードサイトからインストールすることになります。

Step 1 次のURLにアクセスし、インストール用ファイルを「Download」からダウンロードする。
http://www.meshmixer.com/

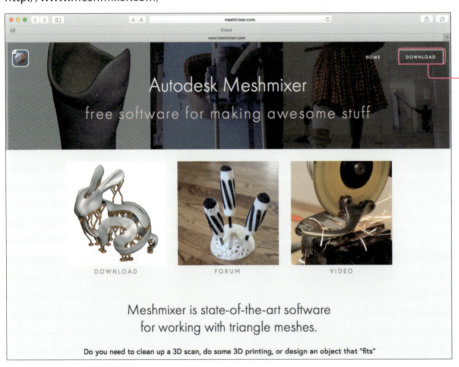

Step 2　「Mac OS X」をクリックし、ファイルをダウンロードする。

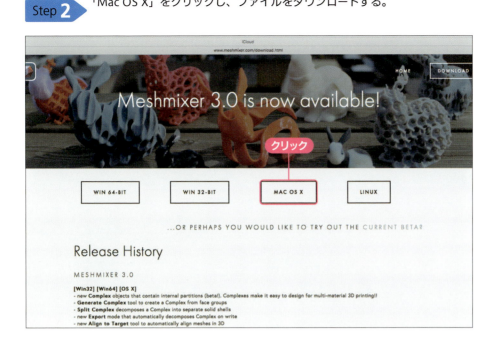

Step 3　ダウンロードフォルダ内の「Autodesk_Meshmixer_……」をクリックするとインストールが始まる。なお、「…」にはバージョン番号や対応OS名が入る。

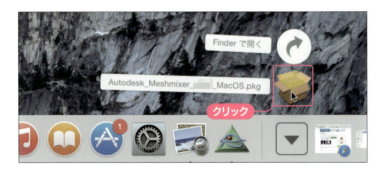

Step 4　インストーラ画面の指示に従いインストールを実行する。

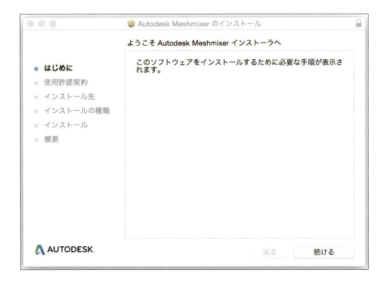

Meshmixerの機能と操作

本書で使用するもっとも基本的な機能と操作のみ解説します。なお、本書で使用する機能に関して、各章で詳細な手順を解説しています。具体的にはMeshmixerでの複数のSTLデータの読み込みは「第2章6　レベル6：脳と頭蓋骨・皮膚データの合成」（p.122）で、データの加工は「第3章3 Meshmixerで行う上顎の抽出」（p.158）で解説しています。

Meshmixerの起動画面。データのインポートや加工を行う

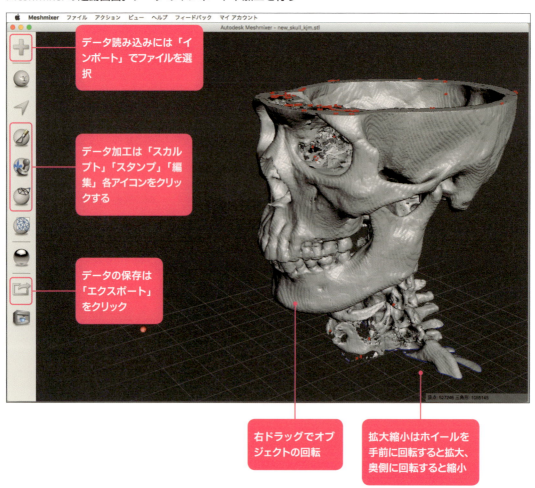

MeshLabのインストール

　MeshLabは3Dデータの表示と編集が可能なMac用アプリケーションおよびiOS用アプリです。本書ではMac用アプリケーションとiOS用アプリを連携して使用しています。

　Mac用アプリケーションのインストール方法を解説します。なお、2016年2月現在、日本語版は提供されておらず英語版のみとなります。また、2016年2月現在App Storeには登録されていないため、ダウンロードサイトからインストールすることになります。

Step 1　次のURLにアクセスし「Mac OS X (intel only)」をクリック、インストール用ファイルをダウンロードする。
http://meshlab.sourceforge.net/

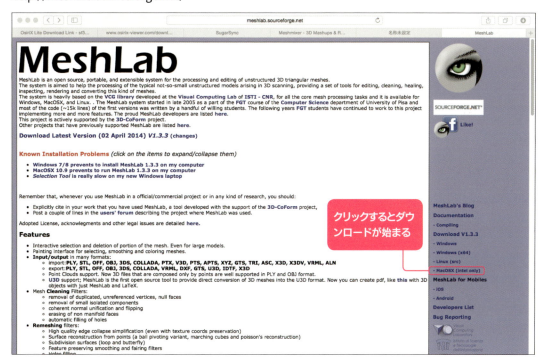

Step 2　ダウンロードフォルダ内の「MeshLabMac_v……」をクリックするとインストールが始まる。なお、「…」にはバージョン番号が入る。

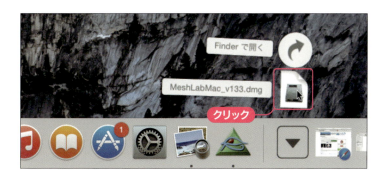

iOS用アプリのインストールはApp StoreあるいはiTunes経由で実行します。ここではApp Store経由でのインストール方法を解説しています。

Step 1 「App Store」を起動する。

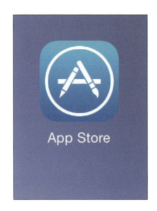

Step 2 右上の検索ボックスで「MeshLab」と入力し検索を実行。「MeshLab」が表示されたらアイコンをタップする。「MeshLab」のページがフォーカスされるので、「入手」をタップすると表示が「インストール」に変わる。再度タップするとインストールが開始される。

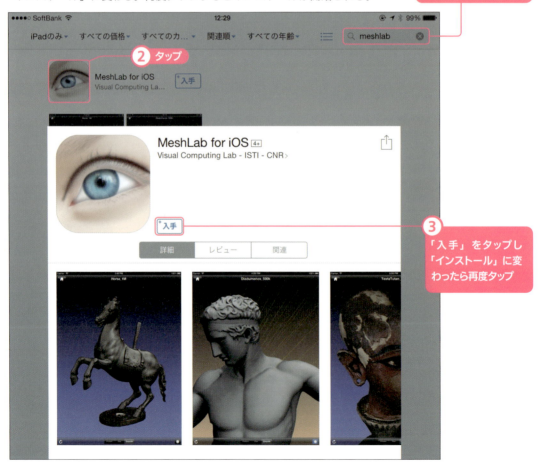

MeshLabの機能と操作

　Mac用アプリケーションとiOS用アプリMeshLabの機能と操作の簡単な紹介、およびMacからiOS用MeshLabへ3Dポリゴンデータを転送する方法を解説します。なお、本書で使用する機能については各章の該当箇所で詳細な手順を解説しています。具体的には、3Dポリゴンデータの読み込みについては「第3章5 心臓の抽出とMeshLabでの確認」（p.184）で、複数の3Dポリゴンデータの読み込みと表示方法の変更は「第3章4 肺とがんのモデルをMeshLabで合成」（p.165）と「第3章8 ROIによる肝臓の抽出とMeshLabでの血管との合成」（p.232）で解説しています。

1 Mac版MeshLabの画面

　Mac用MeshLabに3Dデータを読み込ませた状態の画面です。

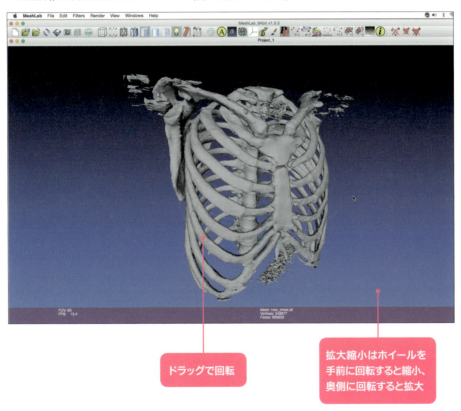

ドラッグで回転

拡大縮小はホイールを手前に回転すると縮小、奥側に回転すると拡大

2 iOS用MeshLabへのデータ転送

　Mac用アプリケーションとiOS用アプリMeshLabは同一フォーマットの3Dポリゴンデータを読み込んで表示することが可能です。iOS用MeshLabに3Dポリゴンデータを転送するのはiTunesを使います。なお、WindowsでもiTunesを使えば同じ手順でデータを転送できます。

Step 1 MacとiOS機器をライトニングケーブルなどで接続し、iTunesを起動する。

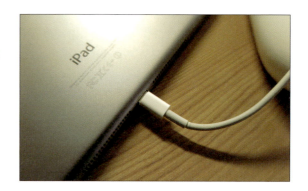

Step 2 iTunesで同期するiOS機器を選択し、App内の「MeshLab」を選択する。

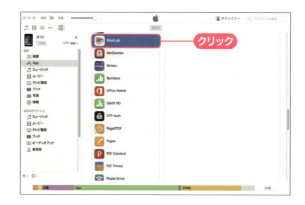

Step 3 この状態で転送するファイルをドラッグ＆ドロップする。

Step 4 「…にファイルをコピー中」と表示される。

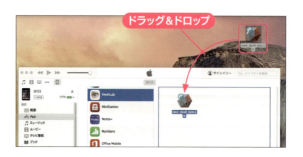

Step 5 iOS用MeshLabを起動し、「ホーム」をタップする。

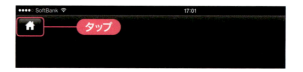

Step 6 リストに転送した3Dポリゴンデータのファイル名が表示されている。表示させたいファイル名をタップすると読み込みが開始される。

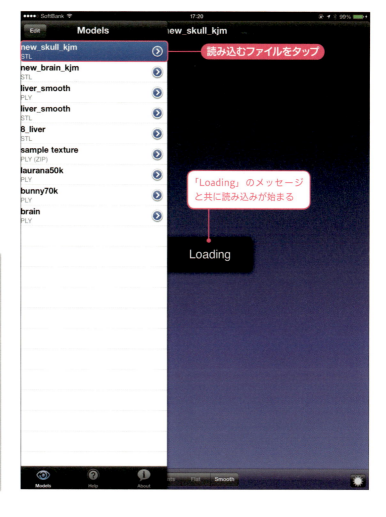

読み込むファイルをタップ

「Loading」のメッセージと共に読み込みが始まる

> **Note**
> ### ファイルが表示されない？
> iOS用MeshLab起動中にファイルをコピーしてもリストに表示されない場合があります。その場合はいったんiOS用MeshLabを終了し再起動すると、リストに転送したファイル名が表示されます。

Step 7 3Dデータが表示された。なお、Mac用アプリケーションMeshLabと異なり、iOS用アプリは複数の3Dデータファイルを読み込んで合成表示することはできない。

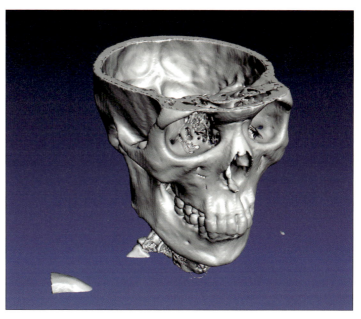

3 iOS用MeshLabの画面

iOS用MeshLabの基本的な操作方法は次の通りです。

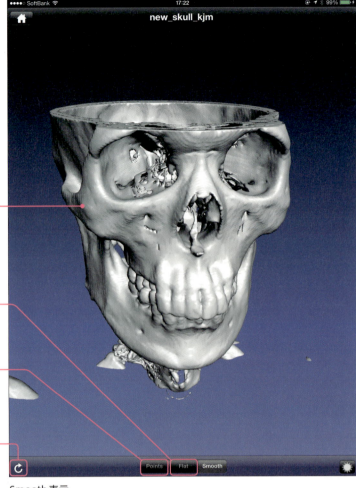

スワイプで3Dデータの角度変更

タッチでFlat表示

タッチでPoint（ドット）表示

タッチで3Dデータの角度を初期状態に変更

Smooth表示

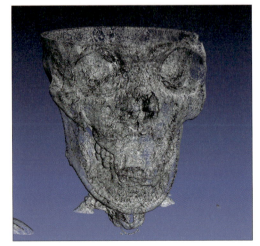

Point（ドット）表示

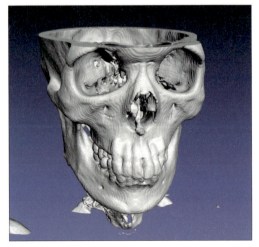

Flat表示

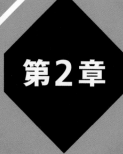

3Dモデリング入門

第2章からOsiriXとMeshLab、Meshmixerを使用し、
内臓や骨格など様々な部位の
3Dモデリングについて解説していきます。
第2章では「3Dモデリング入門」として、
入門者向けにOsiriXなどのアプリケーションの
基本的な機能とテクニックを解説します。
各節ごとに作業の難易度に応じてレベル分けしていますので、
入門者はレベル1から順に読まれることをお勧めします。

第2章

1 レベル1：
骨盤の抽出

CTデータから3Dプリンターで出力するための
造形用3Dポリゴンデータを作成するのは難しくありません。
普段から使っているMac、診察で撮影したCTデータ、
そしてOsiriXがあればすぐに作成できます。

完成見本と目標

　本節ではOsiriXを利用した骨盤の3Dポリゴンモデルの作成方法を、3D造形出力データ用途を含め、初めて作成する人向けに解説します。作例として使用するデータは、成人男性の単純CT画像「Chest To Pelvis」です。

　OsiriXの基本的な機能を利用して、短い時間で3D出力用モデルの作成を体験できます。造影剤を用いない単純CTの方が、血管など他のデータを拾いにくいため、骨だけのモデルを作る場合に向いています。

　なお、本節のデータを3D造形する場合、等身大で出力すると材料費やサポート材によるコストが高くなります。用途に応じてサイズは適宜選択することをお勧めします。

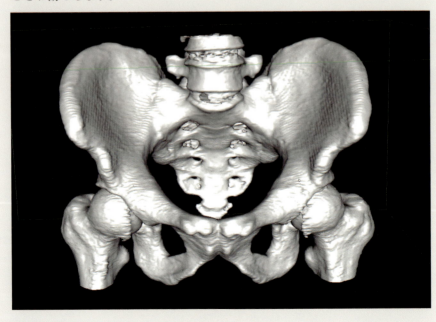

> **使用するデータ**
>
> Chest To Pelvis／new-pelvis
>
> なお、DICOMデータの読み込み方法は、「第1章 OsiriXと3Dアプリケーションの基本操作」の「4 OsiriXへのサンプルデータ読み込みとカスタマイズ」（p.20）を参照してください。

1 3Dボリュームレンダリングの実行

2Dビューアから「3Dボリュームレンダリング」を実行し、腰周辺の3D画像を表示します。

Step 1 ローカルデータベースウインドウからDICOMデータ「Chest To Pelvis」内の「new_pelvis」をダブルクリックして開き、2Dビューア表示にする。「Chest To Pelvis」の左にある▶をクリックすると、「new_pelvis」が選択できるようになる。

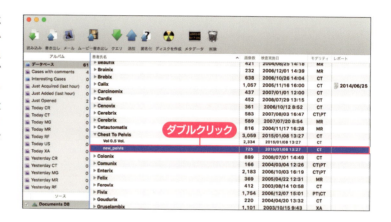

Step 2 2Dビューアのツールバーから「2D/3D再構成ツール」をクリック（①）し、プルダウンメニューから「3Dボリュームレンダリング」をクリック（②）する。

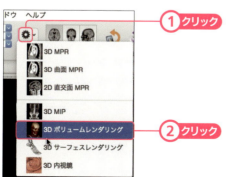

Step 3 3Dボリュームレンダリングビューアが開き、腰付近の3D画像が表示された。

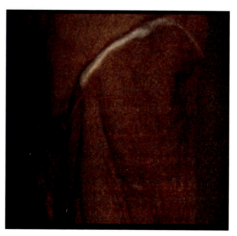

2 データのスムージングとWL調整

　骨の状態を確認するため、「WL(ウインドウレベル)調整」で腰付近の透過度を変更し骨を表示します。その状態で骨の表面をなめらかにするスムージングを実行します。サンプルデータを含め骨の表面のざらつきは、CT画像という撮影方法ならではの擬似的な凹凸で、実際の人体の凹凸と正確に一致しているわけではありません。手術用など精細かつ正確さを要求される場合は検討が必要ですが、一般的な3Dモデリングの模型にする場合は表面をなめらかにしても問題ありません。

Step 1 データ全体にスムージング処理を実行。3Dボリュームレンダリングビューアのツールバーから「畳み込みフィルタ」をクリック（①）し、プルダウンメニューから「Basic Smooth 5x5」を全体に適用（②）する。

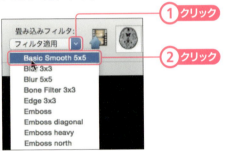

Step 2 スムージングが適用されたが、筋肉だけが表示された状態で、骨の状態はわからない。

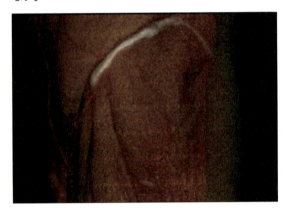

Step 3 骨を表示するためツールバーの「WL調整」をクリック。

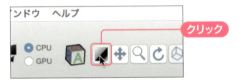

Step 4 3D画像上でマウスカーソルを上に少しドラッグすると筋肉や内臓が消えて骨が現れる。上下にドラッグすることで表示画像で骨が確認できるように適宜調整する。あわせて不必要なデータの有無を確認する。

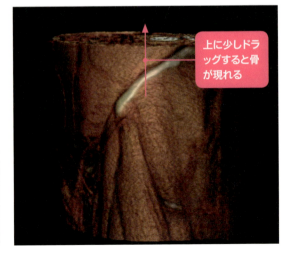

上に少しドラッグすると骨が現れる

📓 Note
「畳み込みフィルタ」がない場合

3Dボリュームレンダリングビューアの「畳み込みフィルタ」ドロップダウンリスト内に「Basic Smooth 5x5」がない場合は、「第1章 4 OsiriXへのサンプルデータ読み込みとカスタマイズ」の「プラグインによる機能追加」（p.27）を参考に追加してください。

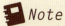 Note

WL調整と透過度

3DボリュームレンダリングビューアのWL調整は、皮膚や内臓、骨を透過させて観察するための機能です。マウスをドラッグすることで表示を変更することが可能で、上下は透過度の変更、左右はコントラストの変更です。例えば皮膚が表示されている状態から骨だけを表示させる場合は、マウスを上にドラッグします。

なお、WL調整に失敗するなどにより意図する透過度に設定できない場合は、「Note WL調整の初期化」(p.53) を参考にWL調整の透過度を初期化してください。

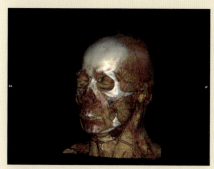

透過度をWL調整の「初期状態」にしたところで、筋肉や骨などが表示されている状態。

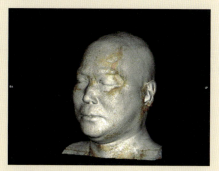

透過度をやや下げて皮膚を表示させた状態。

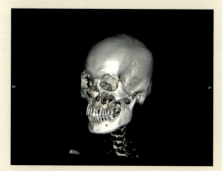

透過度を高めて骨格のみを表示した状態。

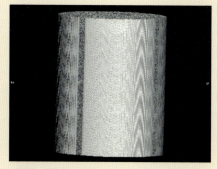

透過度が最低な状態。自力で透過度を適切な状態に戻せない場合は、「Note WL調整の初期化」(p.53) を参考に表示を初期状態に戻す。

Step 5 皮膚や筋肉、内臓が消え、骨盤の3Dデータが表示された。Step 1で実行済みのスムージング処理によって骨の表面がなめらかになっていることがわかる。

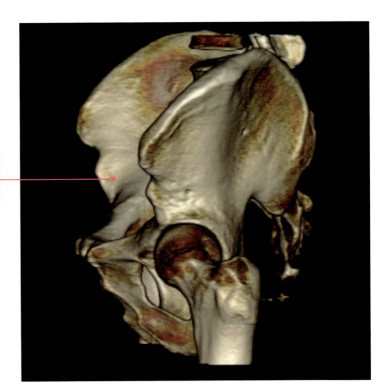

骨の表面がなめらかに表示されている

Note
表示対象の向きを変える

腰骨など表示対象の角度や向きを変更するには、3Dボリュームレンダリングビューアのツールバーから「焦点を中心に回転」をクリックし、3Dボリュームレンダリングビューア内でカーソルを任意の方向にドラッグして表示する向きを変更します。

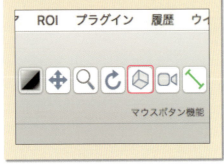

Note
スムージング処理の効果

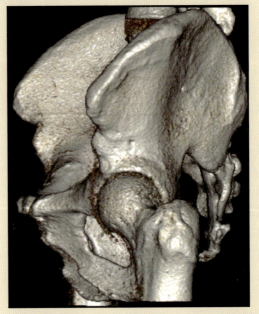

スムージングをしていない場合は表面はこのように凹凸の多い状態になる。

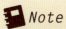 Note

WL調整の初期化

WL調整について、OsiriXの環境設定によっては以前の操作時の透過度で表示され、本書の解説に従った操作ができない場合があります。その場合は次の手順でWL調整を初期化してください。

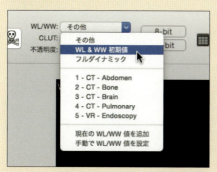

3Dボリュームレンダリングビューアのツールバー内「WL/WW」脇のドロップダウンリストをクリックし、「WL&WW初期値」をクリック。

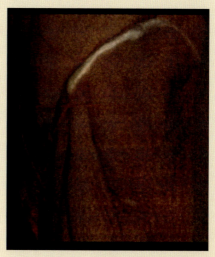

これでWL調整の透過度が初期値に変更された。

3 3Dサーフェスレンダリングの実行

骨だけが表示された状態で「3Dサーフェスレンダリング」を実行します。これにより表面のみを3D化した、余分なデータの無い骨だけの3Dポリゴンデータが完成します。

Step 1 2Dビューアに戻り「2D/3D再構成ツール」をクリック（①）し、プルダウンメニューから「3Dサーフェスレンダリング」を実行（②）する。

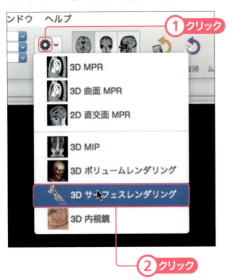

Step 2 「品質」パネル内の第1サーフェスにピクセル値として「100」を入力する。他のパラメータは今回は既定値のままとする。

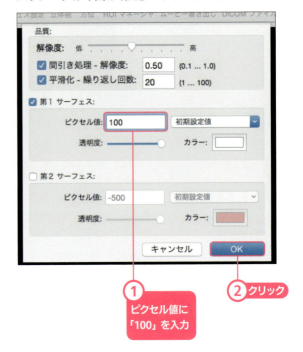

📓 Note

ピクセル値の意味

CT画像を構成する立方体の最小画素単位を「ピクセル」と呼び、そのピクセルに存在する物質の密度によって特定の値を示します。一般的には水が0、空気がマイナス、骨がプラスですが、同じ患者で同じ日に撮影したデータであっても、CTスキャンの操作タイミングや機器が使用する電源の電圧変動、患者の体動などの影響で撮影されたCT画像ごとに値が変化します。

📓 Note

ツールバーとメニューバーからの操作

OsiriXには、メニューバーから操作できる機能、ツールバーから操作できる機能、さらにメニューとツールバー両方から操作できる機能があります。本書ではOsiriXの代表的な操作方法を基本に解説しています。例えば2Dビューアからの3Dボリュームレンダリングの実行、3Dサーフェスレンダリングの実行など、どちらでもできる場合は自分に馴染んだ操作方法を利用してください。

Step 3 3Dサーフェスレンダリングビューアが開き、3D画像による骨盤の表示が完成した。

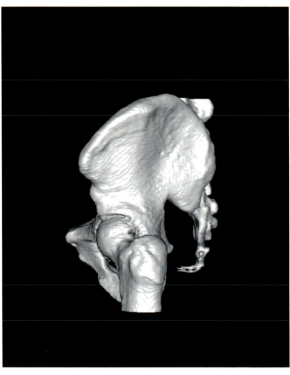

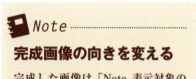

完成画像の向きを変える

完成した画像は「Note 表示対象の向きを変える」(p.52) と同じ操作で様々な角度に変更することができます。

4 STLファイルの保存

作成したデータを保存します。作例では保存先としてデスクトップを選んでいますが、自分で整理しやすい場所に保存するようにしてください。

Step 1 3Dサーフェスレンダリングビューアのツールバーから「3D-SR 書き出し」をクリックし、開いたプルダウンメニューから「STLに書き出し」をクリックする。

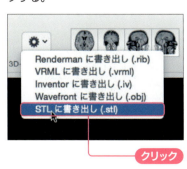

クリック

Step 2 作例では「保存」パネル内の「名前」に「new_pelvis」と入力しデスクトップに保存する。

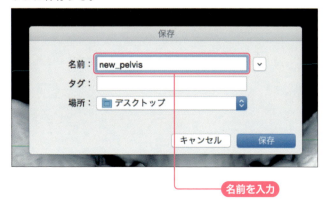

名前を入力

第2章

2 レベル2：
胸腔・肋骨の抽出

引き続き入門編として、OsiriXのさまざまな機能を活用しながら、
より複雑なデータ作成方法を解説します。
さらに効率的なデータ作成に役立つTipsを解説します。

完成見本と目標

　本節ではOsiriXを用いた胸腔・肋骨の3Dポリゴンモデルの作成方法を解説します。使用するデータは前節同様単純CT画像「Chest To Pelvis」です。
　作成のポイントとして「Chest To Pelvis」からデータを一部のみ抜き出して使用します。理由はデータのサイズを必要最小限にすることで処理速度を向上させるためです。そのため、肋骨の上限と下限を見極めます。
　もう一つのポイントは3Dポリゴンモデルを立体造形した際に自立して安定するよう、模型底面部を構成する肋骨や背骨の高さを切りそろえます。

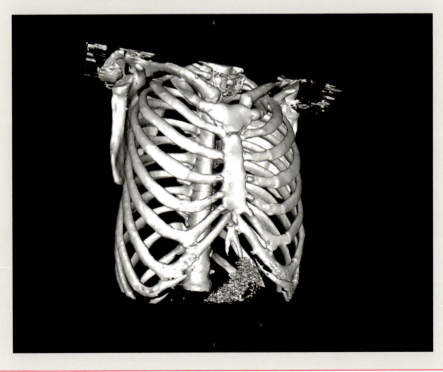

使用するデータ

Chest To Pelvis／Vol 0.5 Vol.

　DICOMデータの読み込み方法は、「第1章　OsiriXと3Dアプリケーションの基本操作」の「4 OsiriXへのサンプルデータ読み込みとカスタマイズ」（p.20）を参照してください。

1 スライスの指定と3Dボリュームレンダリングの実行

　最初に3Dポリゴンデータを作成する際に使用するスライスの範囲（開始位置、枚数）を決めます。同じ撮影日時のスライスデータでも、範囲が異なると座標系が変わります。同一撮影時のスライスから異なる3Dポリゴンデータを作成する場合は、それぞれの座標系を同一にするのか、別のものにするのかを事前に決定しておくとよいでしょう。

　その後、2Dビューアから3Dボリュームレンダリングを実行し、データ全体の3D画像を作成します。

Step 1 最初に3Dポリゴンデータのスライス下限を決めるため、ローカルデータベースウインドウの「Chest To Pelvis」の下にある「Vol 0.5 Vol.」をクリックして選択する。

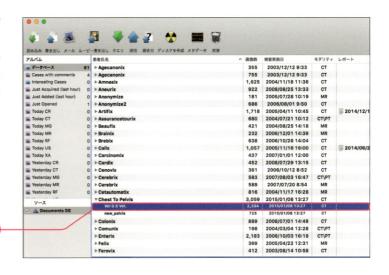

Step 2　右クリック（あるいは「control」キーを押しながらクリック）（①）し、プルダウンメニューをから「表示画像数を調整」をクリック（②）する。

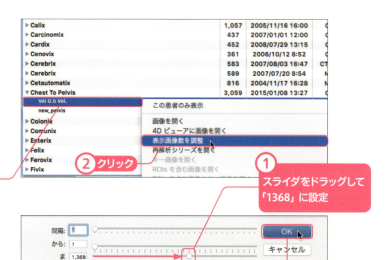

Step 3　パネルが表示されるので、スライダをドラッグしスライスを使用する範囲を指定する（①）。そのローカルデータベースウィンドウでスライスを表示・確認し、使用する範囲を決める。作例ではスライス1枚目から肋骨下端のすぐ下の1368枚目のスライスまでを使用範囲としている。

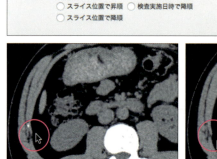

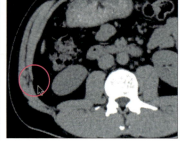

1360枚目まではカーソル付近に肋骨が見えている。　1368枚目ではカーソル付近の肋骨は見えなくなっている。

Step 4　2Dビューアのツールバーから「2D/3D再構成ツール」をクリック（①）し、プルダウンメニューから「3Dボリュームレンダリング」を実行（②）する。

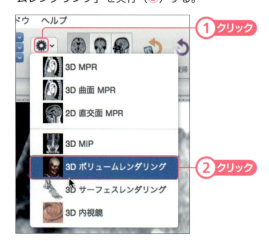

Step 5　3Dボリュームレンダリングが実行され、3Dボリュームレンダリングビューアに切り替わった。

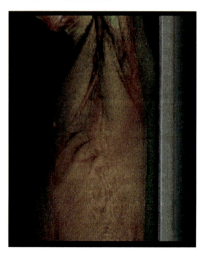

Step 6 　WL調整で透過度を変更して骨を表示する。ツールバーの「WL調整」をクリック。

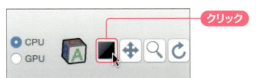

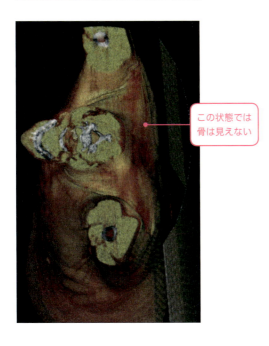

この状態では骨は見えない

Step 7 　マウスを少しずつ上にドラッグすると骨が見えてくる。筋肉と内臓が消えるまでドラッグする。

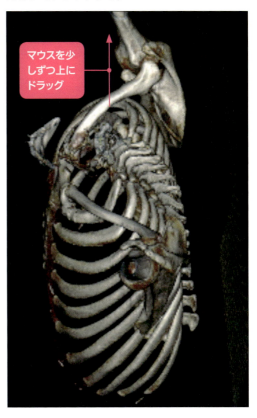

マウスを少しずつ上にドラッグ

Step 8 　「焦点に中心に回転」で画像の視点を変え、データの欠損などがないか確認する。

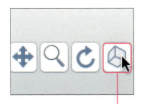

「焦点を中心に回転」をクリック

Step 9 　カーソルが立方体アイコンに変化するのでドラッグすると視点を変更できる。

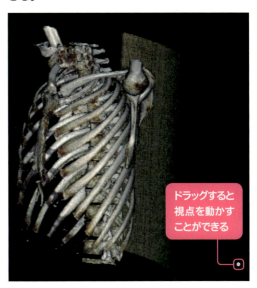

ドラッグすると視点を動かすことができる

2 「鋏」によるデータの削除と背景色変更

　3Dボリュームレンダリングが実行されました。背中側にテーブルのデータが入っています。作例では肋骨と背骨を利用して、造形出力した際に模型を三点支持できるようにデータの底面部分をカットします。削除にはOsiriXの「鋏」を使用します。「鋏」はループで指定したエリアを削除（「delete」キー）、あるいは残す（「return」キー）の指定が可能です。

　なお、余分なデータをカットする際、背景が黒色だとデータの陰影の黒い部分と見分けが付きにくいことがあります。そこでちょっとした工夫ですが、「背景色を変更」で背景をやや明るめのグレーに設定すると、陰影と背景が明確に区別できるようになります。こうすると必要なデータまで間違えて削除してしまう可能性を減らすことができます。

Step 1 まず背景色の変更を実施する。3Dボリュームレンダリングビューアのツールバーから「背景色を変更」アイコンをクリックする。

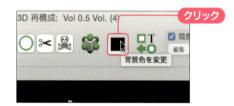

クリック

Note
「背景色を変更」のアイコンがない場合
「背景色を変更」のアイコンがツールバーにない場合は、「フォーマット」メニューの「ツールバーをカスタマイズ」から追加してください（p.25参照）。

Step 2 初期状態ではカラーパネルのスライダは右端（黒）の設定だが、これを明るいグレーの位置まで左側へドラッグする。あるいは画面を参考にスライダをこの位置に設定して円の中心をクリックするとグレーになる。

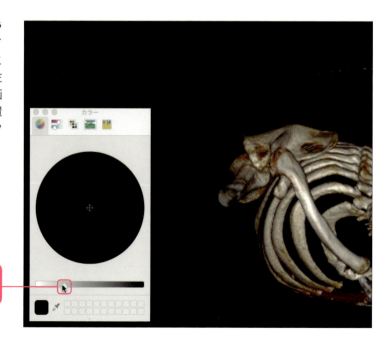

スライダをドラッグしてグレーに設定

| Step 3 | 背景色を黒から、明るいグレーに変更した。背景が黒では見えにくかった背骨や背もたれの陰影部分が明確に視認できるようになった。 |

なお、背景色を完全に白にすると背景が明るすぎて、「鋏」のループが見えにくくなる場合がある。このように作業内容に応じて背景色を変更すると作業効率が向上する。

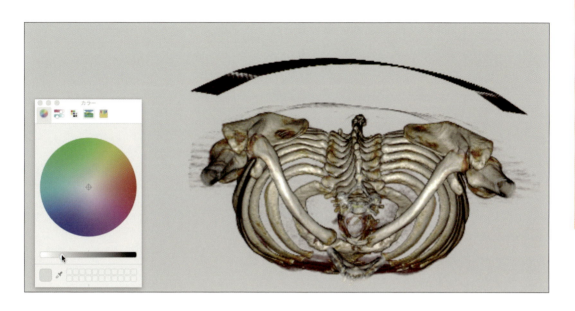

| Step 4 | 「鋏」で必要な箇所だけ残し、データを削除する。ツールバーのマウスボタン機能「鋏」をクリック。 |

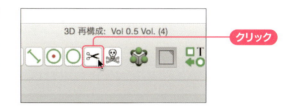

クリック

| Step 5 | 「鋏」のループ（緑色の線）で囲み、「delete」キーを押して削除する。 |

ドラッグでループを描く

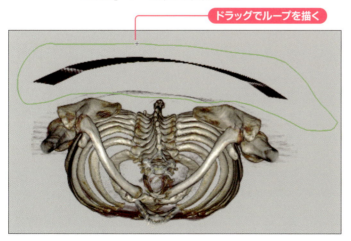

Note
削除しすぎたら
削除しすぎた場合は、削除操作の直後に「command」＋「Z」キー操作で作業が一段階戻るので、削除したデータを復活させることができます。また、選択範囲の指定を取り消すには「esc」キーを押します。

Step 6 ▶ ループで囲まれた範囲内のデータが削除された。

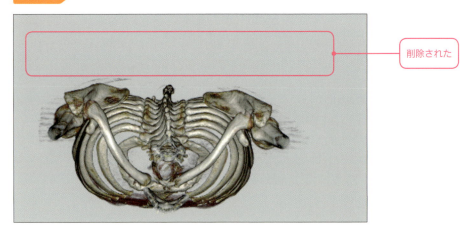

削除された

> **Note**
>
> **データ削除のコツ**
>
> 注意点として「鋏」は、視線方向から囲んだエリアに平行した、後方全てのデータを削除します。一度に大きく囲むと、本来必要なデータまで削除してしまう可能性も出てきますので、慣れない内は確認しながら小さく削除していくのがコツです。同様に腕の骨や背骨を立体造形した際に安定して置けるよう、平行になるようにカットするラインを調整していきます。
> 　なお、p.61で書いたように削除しすぎた場合は、削除操作の直後に「command」+「Z」キー操作で削除したデータを復活させることができます。また、選択範囲の指定を取り消すには「esc」キーを押します。

3 裁断キューブによる角度変更

　「裁断キューブ」とは、3Dデータの表示範囲をケージ（格子）の枠線で示したものです。このケージの枠線内のみ「鋏」などの編集機能が利用できます。

　そこで、このケージの枠線を使い、模型として3D出力した際に自立するように、肋骨や背骨を切りそろえるための位置決めの目安にします。ケージの枠線の一面をドラッグするとその面が半透明な黄色となります。この状態で裁断キューブのケージは、人体の3Dデータと共通の座標軸を中心として、自在に角度の変更やサイズの変更を行うことができます。

　ここでは裁断キューブのケージ枠線外側の3Dデータは、編集機能の対象外になることを利用します。要するに「鋏」で3Dデータを直線状に削除するガイドとして利用するわけです。これにより、肋骨と背骨の下部底辺の高さを揃えることができます。

Step 1　3Dボリュームレンダリングビューアのツールバーから「裁断キューブを表示・操作する」をクリックする。

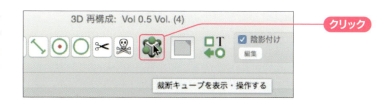

Step 2　3Dデータの周囲に裁断キューブのケージ枠線が表示された。

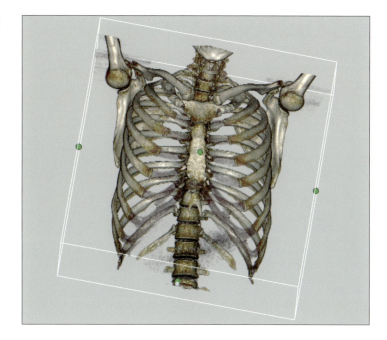

Step 3　裁断キューブのケージ下辺の枠線をクリックする。

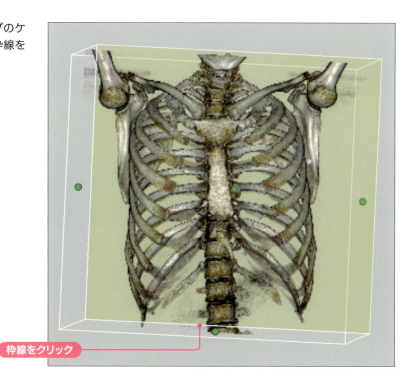

枠線をクリック

Step 4　クリックされた面が半透明の黄色になる。そのままドラッグするとケージの角度を調整できる。ポインタ（各面の中央にある球）をクリックすると緑色から赤に変わる。その状態で肋骨下部の位置まで上にドラッグする。モデルを自立させるためにちょうどいい底面の位置を決める。

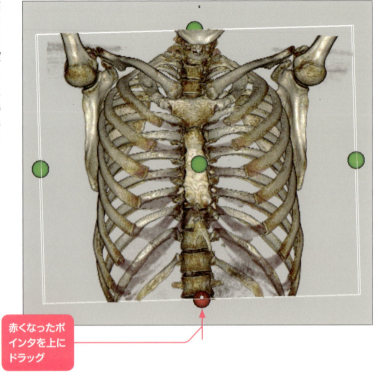

赤くなったポインタを上にドラッグ

Step 5　裁断キューブのケージ下辺の面を肋骨の下部付近まで持ち上げた状態の画像。作例の肋骨は、3Dボリュームレンダリングビューア上は裁断キューブのケージ下辺の範囲外で表示されていないが、データ自体はそのまま残っている状態であることに注意（鋏ツールでは2Dデータも削除できる）。

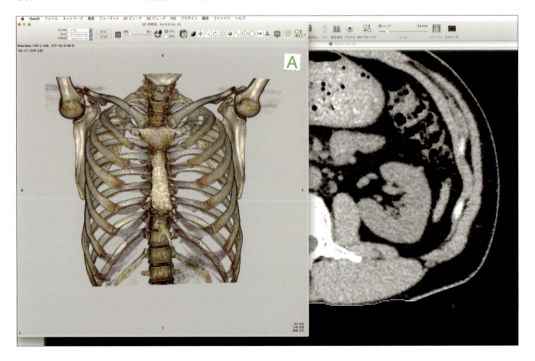

Step 6 この状態で「鋏」でデータを削除する。ツールバーからマウスボタン機能「鋏」をクリック。

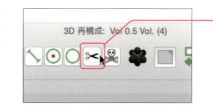

クリック

Step 7 「鋏」をクリックすると裁断キューブのケージ枠線が消える。そのまま肋骨と背骨が切れている直線付近で「鋏」のループで細く切り取るようにドラッグする。そのまま「delete」キーを押して削除する。

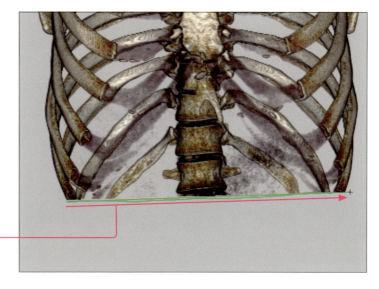

表示されている肋骨や背骨の一番下の部分を細長く切り取るようにドラッグ

Step 8 裁断キューブのケージ下面のポインタを下にドラッグすると、「鋏」を行った箇所が直線上に削除されていることがわかる。さらにそこより下のデータは不要なので「鋏」で削除しておく。

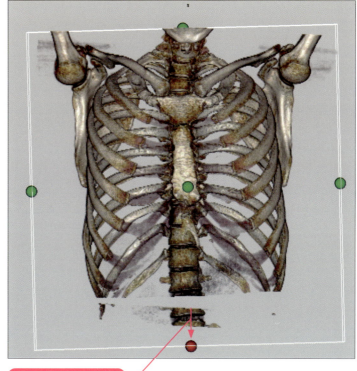

ポインタを下にドラッグ

4 「骨除去」による骨データの除去

　腕や顎の骨など余分なデータは、「骨除去」で削除します。実際の人体では骨は筋肉や関節を介して固定されているため、CTデータ上は骨相互は隙間のあるそれぞれ独立したパーツとして存在しています。「骨除去」は周囲の筋肉や関節の液体とCT値が異なることを利用して、データ上から骨のみを効率的に削除するものです。なお、骨のCT値によっては「骨除去」が反応しない場合もありますので、その場合は「鋏」を使用すると良いでしょう。

Step 1 3Dボリュームレンダリングビューアのツールバーから「骨除去」をクリック。

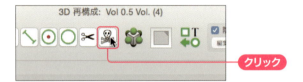

Step 2 除去したい骨にマウスポインタを重ねてクリックすると「骨除去を適用中…」と表示される。

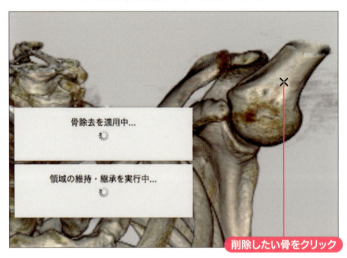

Step 3 クリックした部分の骨が削除された。

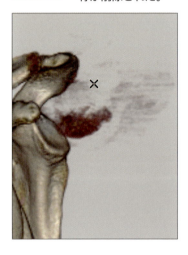

> **Note**
> ### 「骨除去」の動作
> 「骨除去」はクリックした骨の位置によって骨が消えない場合があります。これはCT値が骨の部位によって異なるためで、クリックする場所を少しずつ変えて試してみてください。それでもだめな場合は、次の「Note「骨除去」がうまく動かない場合」を参考にしてください。

| Step 4 | このように模型下部の底面の高さを揃えた。これで3D出力した際の安定性を確保できる。

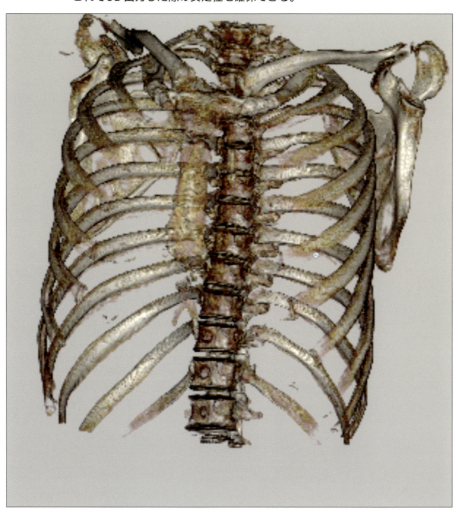

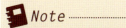

「骨除去」がうまく動かない場合

撮影条件などにより、「骨除去」で骨が消去されない場合があります。その場合は、「option」キーを押しながらツールバーの「骨除去」をクリックします。表示されたパネルで骨のCT値を指定します。また、完全な手作業となりますが「鋏」を使う方法があります。

5 スムージング処理の実行

　スムージング処理とは、3Dデータ表面のざらつきを減らし、なめらかにするものです。3D造形出力を透明な素材で行った場合、表面にざらつきがあると模型表面の透明度が下がってしまいます。表面の透明度が下がると、例えば透明な肝臓の内部に着色した血管やがんを造形しても、内部構造がよく見えなくなります。造形後に磨いて透明度を上げることもできますが、データの段階でなめらかにしておけば後工程を楽にすることができます。

Step 1 　3Dボリュームレンダリングビューアのツールバーから「畳み込みフィルタ」をクリック（①）し、プルダウンメニューから「Basic Smooth 5x5」を実行（②）する。これで3Dデータ表面がなめらかになる。

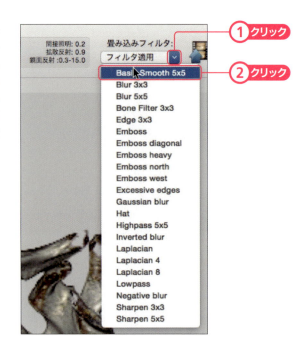

Step 2 　ツールバーの「WL調整」で、マウスカーソルを上下に動かし胸部周辺の透過度を変え、不必要なデータが残されていないかを確認する。

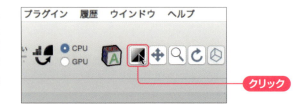

> **Note**
> ### WL調整がうまくできない場合
> WL調整の透過度の設定がうまく行えない場合はWL調整を初期化します。初期化の方法は「第2章1 レベル1：骨盤の抽出」の「Note WL調整の初期化」（p.53）を参考にしてください。

Step 3　表示の角度を変えて、WL調整で透過度の濃淡を変え、不要な骨のデータが残されていないか確認する。画像はWL調整で右にドラッグしてWW値を上げて透過度を高くし、周囲の筋肉や内臓が一部表示されている状態。

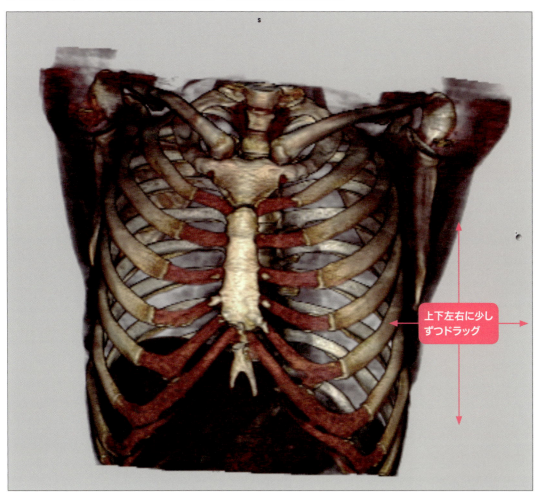

上下左右に少しずつドラッグ

6　3Dサーフェスレンダリングの実行

　3Dサーフェスレンダリングにより骨だけの3Dポリゴンデータを作成します。3Dサーフェスレンダリングは2Dビューアから実行するため、3Dボリュームレンダリングビューアを閉じます。3Dサーフェスレンダリング「品質」パネル内で指定するピクセル値は、骨用や皮膚用など、OsiriXがあらかじめ用意している数値を利用できます。その数値できれいに表示されない場合は、数字を10〜50ずつ増加あるいは減少させてみて、適切な表示になるまで試行します。

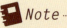 不要な骨を除去した状態から3Dサーフェスレンダリングを実行する。

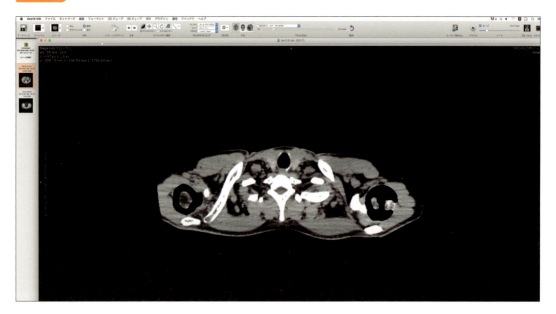

> **Note**
>
> ### CT値とは
>
> 2次元データであるCT画像（MPR画像）の最小構成単位は「ピクセル」（画素）と呼ばれる正方形で、3次元データの場合の最小構成単位はピクセル×スライスの厚さの立方体となり「ボクセル」と呼ばれます。CT画像では「ピクセル」および「ボクセル」について、人体など被写体におけるエックス線吸収の度合いを白黒の濃淡で表現しています。このエックス線吸収の度合いをCT値と呼びます。OsiriXでの3Dサーフェスレンダリングでは、「品質」パネル内で設定する「ピクセル値」としてこのCT値を指定します。水を基準の「0」とし、「品質」パネルの初期値として皮膚は「-500」、骨は「500」、メタル（金属）は「2000」に設定されています。なお、空気は「-1000」となっています。ただしこれらの数値は、CT撮影時の機器の電圧や撮影位置などの条件で変動するため、実際に3Dサーフェスレンダリングを実行する場合は、数値の調整が必要なことがあります。

Step 2　ツールバーの「2D/3D 再構成ツール」（①）内「3Dサーフェスレンダリング」を実行（②）する。

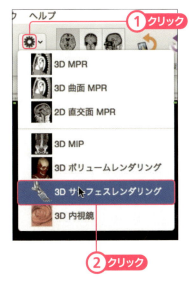

Step 3　ここで本来は「品質」パネル内の第1サーフェスにピクセル値を入力する。初期設定値のプルダウンメニューに、使用頻度の高い皮膚や骨、金属のピクセル値があらかじめ用意されているので（①）、今回はその中から「CT-骨」を選択する（②）。「OK」をクリックする（③）。

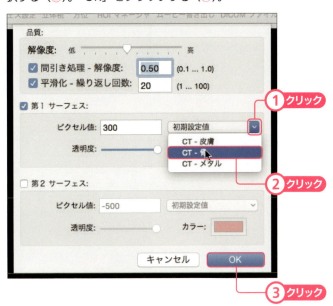

Step 4　3Dサーフェスレンダリングビューアが開き、骨格が描画された。元データのCT値設定によって、ピクセル値不足で骨がきれいに描画されないことがある。その場合はピクセル値を調整する必要がある。再度Step2を実行する。

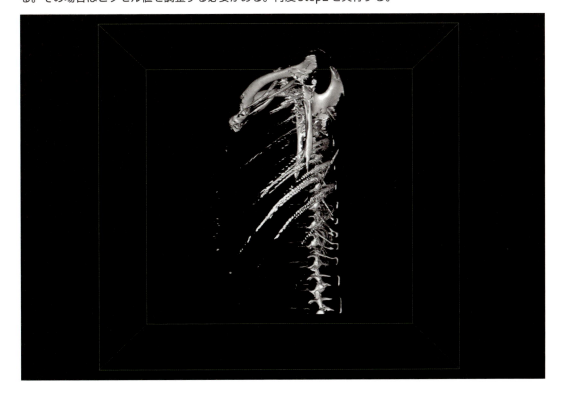

Step 5　「品質」パネルでピクセル値を変更する。「品質」パネル内の第1サーフェスにピクセル値として「90」を入力する（①）。さらに今回は「解像度」を「高」に設定し、「間引き処理・解像度」に「1」を、「平滑化・繰り返し回数」として「100」を入力する（②③）。「OK」をクリック（④）。

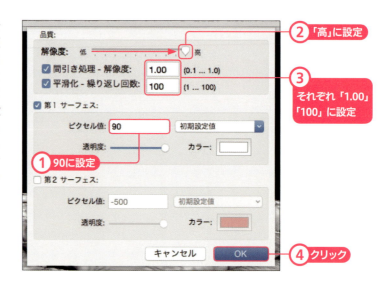

Step 6　今度は胸骨も含めきれいに描画された。肋軟骨と胸骨、胸骨体がきれいにつながった状態なので、このまま3Dプリンターで造形出力できる。肩甲骨周辺の不要なデータはどこにもつながっていないので造形出力時の洗浄で取り除かれる。

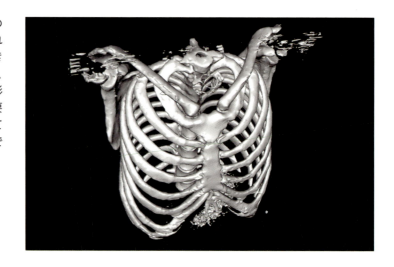

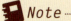 Note

目的の部分だけを描画したい場合は？

「品質」パネル内の第1サーフェスのピクセル値にあらかじめ設定されている数値では、目的の部分のみを描画させることができない場合があります。この場合は、ピクセル値をすこしずつ変更して入力し、きれいに描画できる値を探します。
例えば今回の作例では骨だけを表示したいのですが、不適切な数値に変更して試行してみます。画像は「品質」パネル内の第1サーフェスにピクセル値として「50」を入力したところ、周囲の軟部組織まで描画してしまった失敗例です。

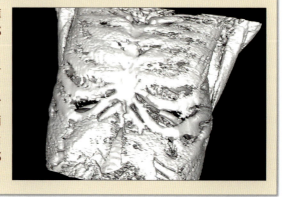

7 STLファイルへの保存

サーフェスレンダリングしたデータをSTLファイルとして保存します。3D造形出力するためのデータ作成をする場合、(1) 出力するデータがそれぞれ正しく接合、あるいは分離しているか、(2) 出力するサイズは等倍なのか、それとも縮小なのか等を指定します。

例えば3D造形業者が使用している造形出力用アプリケーションによっては、相互に接合していないデータを出力しようとすると「パーツとパーツのデータが離れているが大丈夫か？」というような警告メッセージを出してくれる場合もあります。

また、作例では肋骨下部に胃の内容物が見えています。骨格から独立したデータですのでこのまま3Dプリンターで出力しても造形時に不要物として捨てられます。ただし、造形すればその分材料費のコストが掛かりますので、可能であればMeshmixerなどのアプリケーションでSTLファイルを読み込み削除することが望ましいです（Meshmixerでの削除については「第3章3 Meshmixerで行う上顎の抽出」p.158参照）。

Step 1 STLファイルに保存する。3Dサーフェスレンダリングの「3D-SR書き出し」をクリック（①）しプルダウンメニューから「STLに書き出し」を選択（②）。

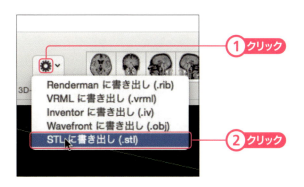

Step 2 作例では「new_chest.stl」という名称で保存している。

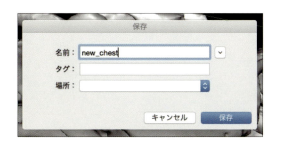

第2章

3 レベル3：
心臓の抽出

本節では難易度の高いモデリング手法を解説します。
造影剤を使用しない単純CT画像を使用し、心臓をモデリングします。

完成見本と目標

　本節ではOsiriXを使用した心臓の3Dモデリングを解説します。作例として使用するデータは、単純CT画像「Chest To Pelvis」です。

　作成のポイントとして「Chest To Pelvis」からデータを一部のみ抜き出して使用します。理由は前節と同様、データを減らしデータのサイズを必要最小限にすることで処理速度を向上させるためです。そのため、一連のCT画像から心臓の上限と下限を見極めることが重要になります。

　また、作例では単純CT画像で心臓の3Dポリゴンモデルを作成します。一連の断面像から、心臓は外形だけでなく、内部構造も作成しています。術前検討や患者説明用での使用に耐えうる実用モデルを製作できることを体験します。

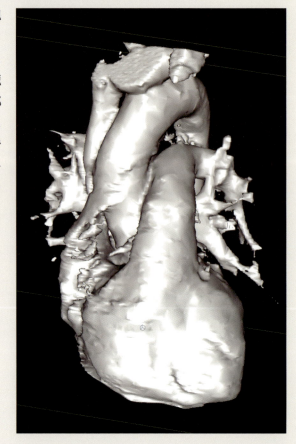

74

使用するデータ

Chest To Pelvis／Vol 0.5 Vol.

なお、DICOMデータの読み込み方法は、「第1章 OsiriXと3Dアプリケーションの基本操作」の「4 OsiriXへのサンプルデータ読み込みとカスタマイズ」（p.20）を参照してください。

1 スライスの指定と3Dボリュームレンダリングの実行

前節同様に、最初に3Dポリゴンデータの作成に使用するスライスの範囲（開始位置、枚数）を決めます。その後、2Dビューアから3Dボリュームレンダリングを実行し、3Dポリゴンデータを作成します。

Step 1 ローカルデータベースウインドウで「Chest To Pelvis」内「Vol 0.5 Vol.」をクリックする。

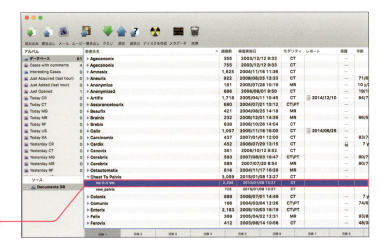

クリック

Step 2 「Vol 0.5 Vol.」上で右クリック、あるいは「control」キーを押しながらクリック（①）し、表示されるプルダウンメニューから「表示画像数を調整」をクリック（②）する。

① 右クリックし、プルダウンメニューを開く

② クリック

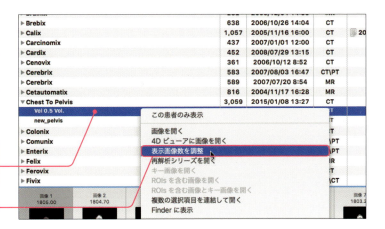

Step 3 スライスの上下限や枚数間隔を指定するパネルが開くので、最初にスライスの上限を心臓より上に設定する。ここでは「313」に設定した。

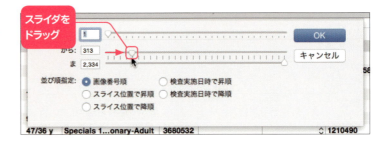

Step 4 スライスの下限を心臓の底部を見極め直下に設定（①）する。ここでは「931」に設定した。「OK」をクリック（②）する。

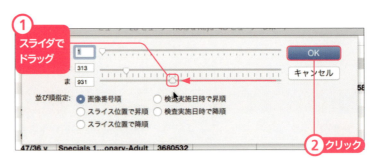

Step 5 これで心臓のみが表示されるようになった。

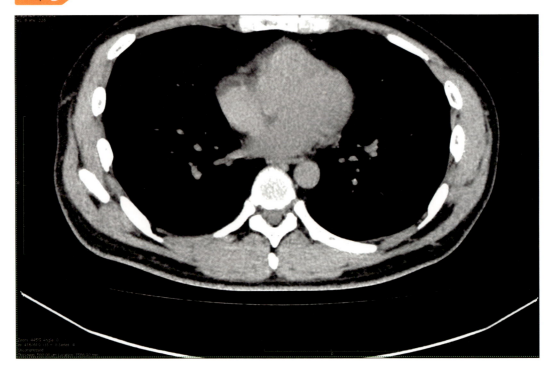

2 新しいシリーズとしてDICOMファイルの保存

　手順［1］で作成したスライスのセットをDICOMファイルとして保存します。データを保存するメリットとして、まずOsiriXが何かの原因で異常終了しても同じ座標系を持ったデータを再度作成できること、さらに保存したDICOMデータをUSBメモリに入れて持ち出す、あるいはクラウドストレージサービスに保存しておけば、別の場所でも同じデータから3Dポリゴンモデルを作成できます。

Step 1 保存するため、メニューバーから「ファイル」をクリック（①）し、プルダウンメニュー内「DICOMファイルに書き出し」をクリック（②）。

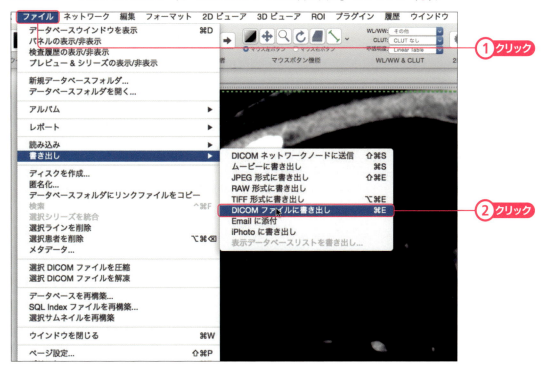

Step 2 作例ではパネル内の保存ファイル名に「new_heart」と入力（①）している。「シリーズ内の画像、以下の設定」オプションボタンをオンにする（②）。「OK」をクリック（③）する。

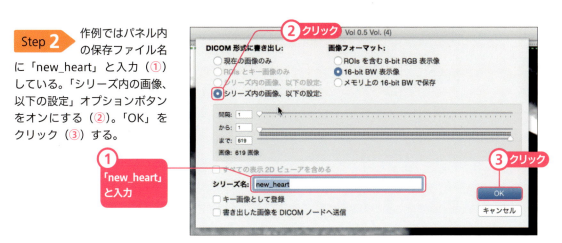

Step 3 「1つのDICOMシリーズを作成中」というメッセージが表示される。

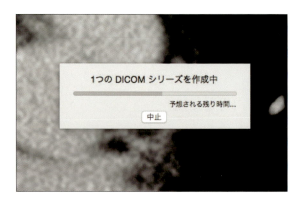

Step 4 心臓のデータだけが含まれる新しいシリーズ「new-heart」が完成した。これを選択する。

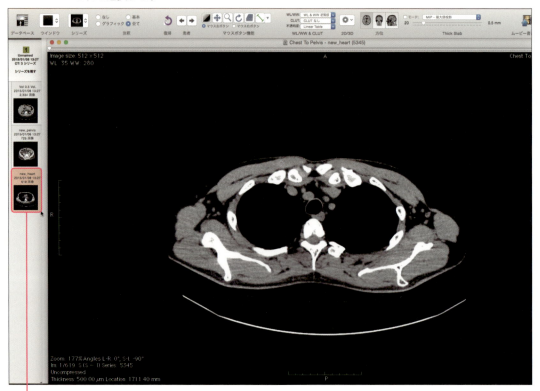

クリックして選択

3 不要な部分のデータの削除

　ここからは手順［6］まで、心臓以外の不要なデータの削除について手順と方法を解説します。最初に「鋏」で削除する方法を解説します。

　今回の作例では、データ削除で肝心の心臓部分のデータを誤って削除しないよう慎重に作業を進める必要があります。その際、活用したいのが「鋏」の特徴です。「鋏」は指定範囲後方、長軸方向にあるもの全て切り取ることが可能です。その特徴を理解し、一度に多くのデータを切り取りやすい角度や位置を探すのも素早く作業を進めるコツの一つです。

　なお、作例で使用しているデータは前述のように単純CT画像なので、心臓と肝臓の区別が付きにくいため、その点も注意が必要です。また、肺の血管が見えていますが、作例では心臓モデル作成に関係の無い部分として削除しています。

Step 1 　最初に3Dボリュームレンダリングを実行する。2Dビューアのメツールバーから「2D/3D 再構成ツール」をクリック（①）し、プルダウンメニューから「3Dボリュームレンダリング」を実行する（②）。

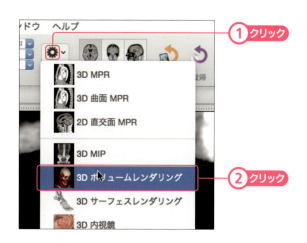

Step 2 　3Dボリュームレンダリングの画像が表示された。

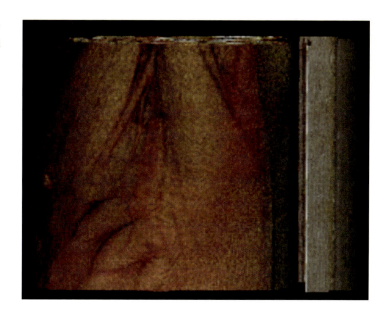

Step 3 　余分なデータを削除する作業を開始する。3Dボリュームレンダリングビューアに画面が切り替わった直後はカーソルが「立方体」であり、ツールバーの「焦点を中心に回転」を選択した状態になっている。これは視点を固定して対象物（人体や臓器、患部）をドラッグで自由に回転させることができる状態。一方「回転」は対象物を平面的に回転させる機能で、この二つをうまく使い分けると効率的に対象物の削除作業を進めることができる。

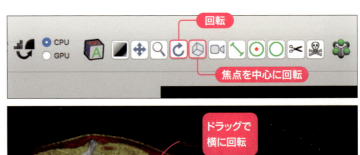

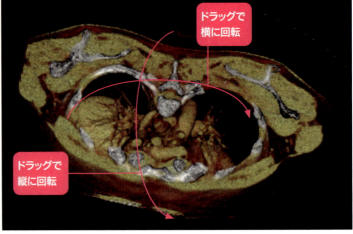

Step 4 　マウスボタン機能「鋏」をクリック。

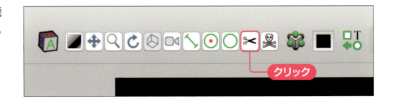

Step 5 　「鋏」での範囲指定はドラッグ、あるいは間欠的にクリックして囲むことができる（①）。最後に始点と終点を重ねて閉じることでループが完成する。囲んだ後、「delete」キーを押す（②）。

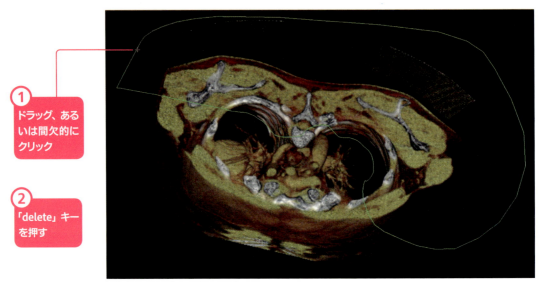

Step 6　データが削除された。

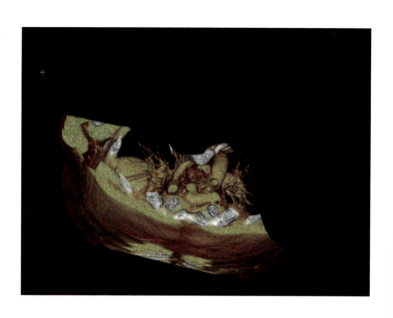

> **Note**
>
> **「鋏」範囲指定内を残すには**
>
> 「鋏」での範囲指定で囲んだ箇所を残し、それ以外の部分を削除する場合は「return」キーを押します。

4 背景色の変更

　ここで背景色を変更し、臓器の陰影と背景の区別をつきやすくします。ツールバーの「背景色を変更」をクリックすると、カラーパネルが表示されます。作例では明るいグレーに変更しています。3Dボリュームレンダリングビューアウインドウのツールバーに「背景色を変更」がない場合は、「第1章4 OsiriXへのサンプルデータ読み込みとカスタマイズ」の「ツールバーのカスタマイズ」（p.25）を参考に追加してください。

Step 1　ここで背景色を変更し、臓器の陰影と背景の区別をつきやすくする。3Dボリュームレンダリングビューアのツールバーから「背景色の変更」をクリックする。

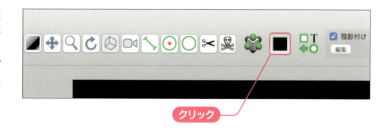

クリック

Step 2　初期状態ではカラーパネルのスライダは右端（黒）の設定だが、これを明るいグレーの位置まで左側へドラッグする。あるいは画面を参考にスライダをこの位置に設定して円の中心をクリックするとグレーになる。

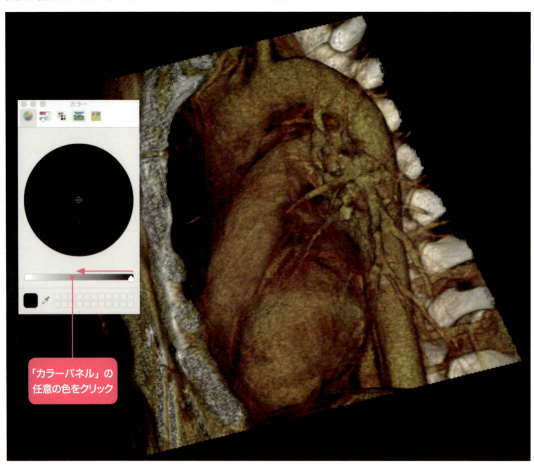

「カラーパネル」の任意の色をクリック

Note

ウインドウ内部から色を選択する

ウインドウ内から色を選択する場合は、スライダの下にある「スポイト」をクリックし、それからウインドウ内部の任意の場所をクリックするとその場所の色を選ぶことができます。

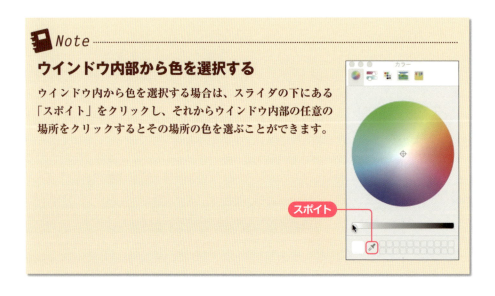

スポイト

Step 3 　背景色が変更された。

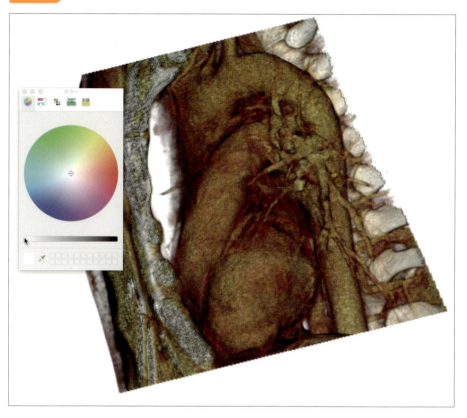

Step 4 　肺や気管などの陰影と背景が明瞭になったので、手順［3］を参照しながら心臓のみを残すように「鋏」で削除を実行する。

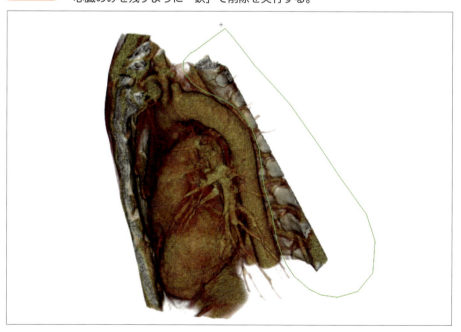

5 WL調整による透過度変更

　WL調整を使い、残す臓器や骨（本作例では心臓）と他の器官との隙間を探し、「鋏」で削除の範囲指定をするのも効率的な削除方法です。ただし、残すべき部分（心臓）と削除する部分（他の臓器）との境界が不明な場合、隙間が見えない箇所は無理に削除せず、残す臓器より少し外側にループでの囲みを指定し削除します。

Step 1 3Dボリュームレンダリングビューアのツールバーから「WL調整」をクリックする。

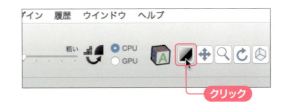

クリック

Step 2 マウスを上下に少しずつドラッグし心臓周辺の透過度を変え、データ内で心臓の範囲がどこまであるのかを確認する。引き続き角度を変えながら削除していく。

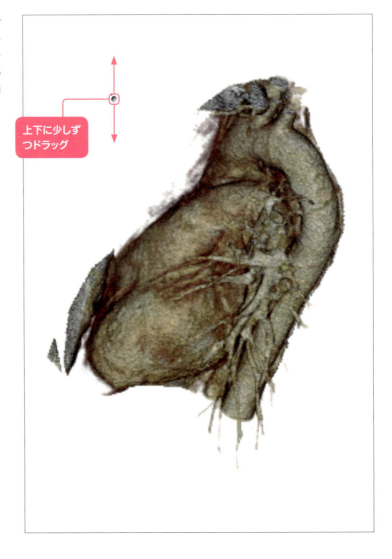

上下に少しずつドラッグ

Step 3　手順［3］と同様の作業を行い、データの整形を完了した。

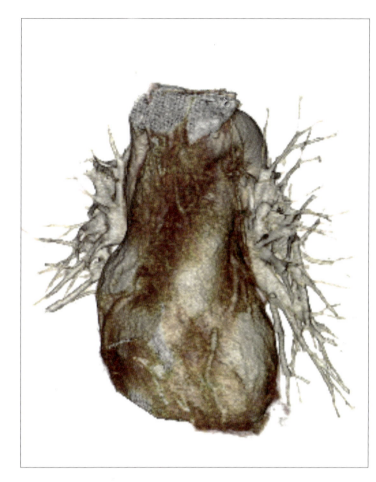

Step 4　3Dボリュームレンダリングビューアを閉じて2Dビューアの画面に戻る。マウスホイールを使ってスライスを前後させて確認すると周囲のデータが無くなり、心臓のデータのみが残っていることがわかる。

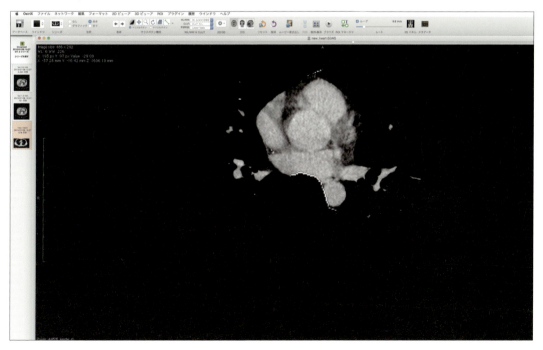

6 3Dボリュームレンダリングの実行

「3Dボリュームレンダリング」と、「畳み込みフィルタ」による3Dポリゴンモデル表面のスムージングを実行します。

Step 1 2Dビューアのツールバーから「2D/3D再構成ツール」をクリック（①）し、プルダウンメニューから「3Dボリュームレンダリング」を実行（②）する。

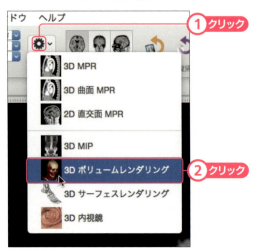

Step 2 3Dボリュームレンダリングが実行され、3Dボリュームレンダリングビューアに切り替わった。ツールバーの「畳み込みフィルタ」をクリック（①）し、プルダウンメニューから「Basic Smooth 5x5」を全体に適用（②）する。

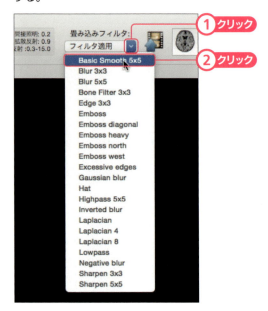

Step 3 フィルタが適用され、外観がなめらかになった。

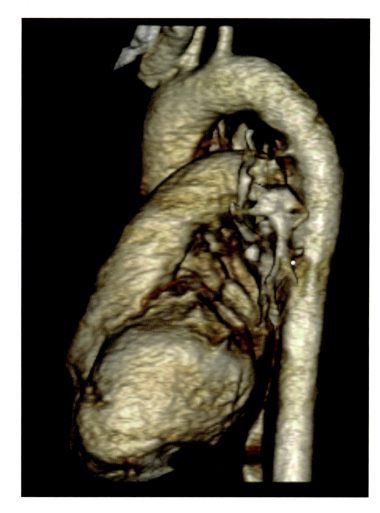

Step 4 3Dボリュームレンダリングビューアを閉じる。3Dボリュームレンダリングビューアでデータの外観をなめらかにした場合に、2Dビューアでスライスを確認すると、こちらのデータもなめらかになっていることがわかる。

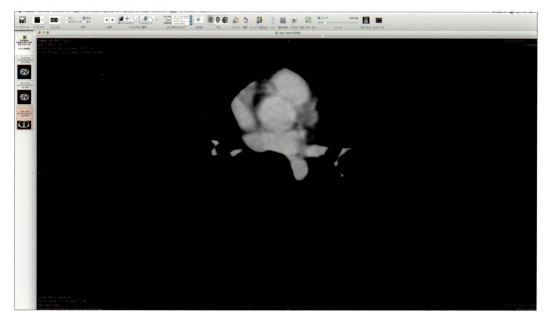

7 3Dサーフェスレンダリングの実行

　3Dサーフェスレンダリングを実行します。同じ患者の同じ日の撮影でも、体の姿勢変化や撮影条件などの影響でCT値やデータの状況が変わります。できるだけきれいなデータを作成するには、何回かパラメータを変えてみて試行してみることがポイントです。

Step 1 2Dビューアのツールバーから「2D/3D再構成ツール」（①）内「3Dサーフェスレンダリング」（②）を実行する。

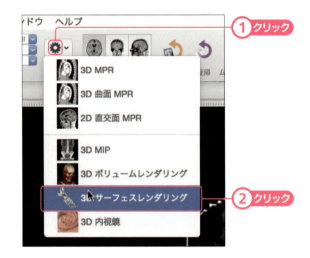

Step 2 「品質」パネル内の第1サーフェスにピクセル値を入力（①）する。「品質」パネルの「第1サーフェス」に入れる値は何回か変えて試す。作例では「50」を入力した。「OK」をクリック（②）。

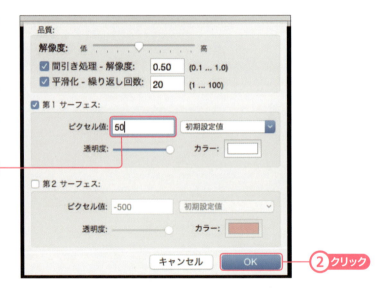

Step 3　3Dサーフェスレンダリングビューアが開き描画されたが、値が適切ではなかったため、心臓が細切れ状態で描出されている。

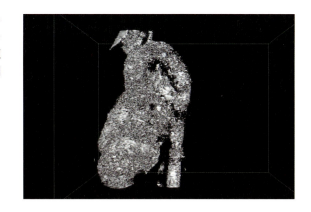

Step 4　3Dサーフェスレンダリングビューアを閉じ再度、Step1の手順で「品質」パネルを開き、「第1サーフェス」に違う値を入力（①）する。
今度は「第1サーフェス」に「10」を入力した。「OK」をクリック（②）。

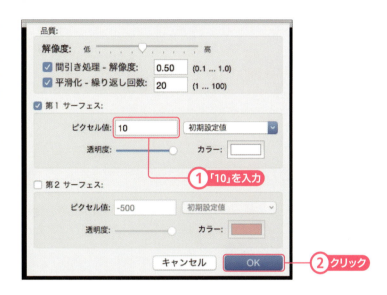

Step 5　3Dサーフェスレンダリングビューアが開き今度はちゃんと心臓らしい形状を得られたが、表面が粗くなっている。

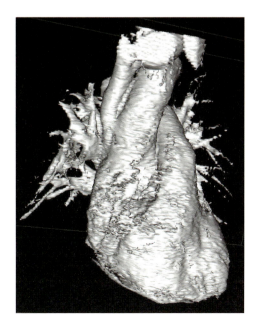

Step 6　3Dサーフェスレンダリングビューアを閉じる。今度は表面の凹凸を平滑化するため、Step1の手順で「品質」パネルを開き、「解像度」スライダで解像度を「高」(①)、「間引き処理・解像度」に「1」を(②)、「平滑化・繰り返し回数」として「100」を入力(③)する。「第1サーフェス」の「ピクセル値」には「1」を入力(④)し、「OK」をクリック(⑤)。

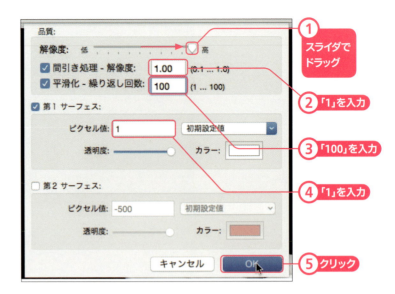

Step 7　きれいな画像が得られた。

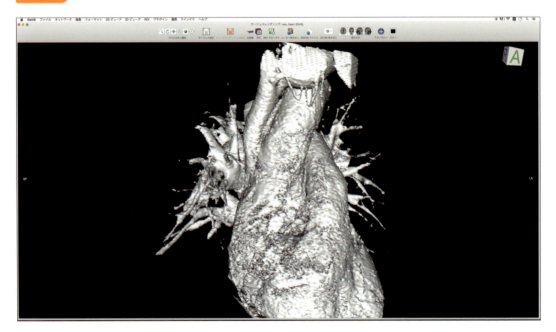

90

8 3Dサーフェスレンダリングとデータの保存

　3Dポリゴンデータ作成の仕上げとして3Dサーフェスレンダリングを実行します。データが完成したら作成した3DポリゴンデータをSTLファイル形式で保存します。

Step 1 2Dビューアから「2D/3D再構成ツール」（①）内「3Dサーフェスレンダリング」（②）を実行する。

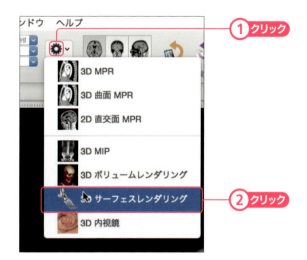

Step 2 「品質」パネルの「第1サーフェス」の「解像度」スライダで解像度を「高」（①）、「間引き処理・解像度」に「1」を（②）、「平滑化・繰り返し回数」として「100」（③）、ピクセル値に「10」を入力（④）する。「OK」をクリック（⑤）。

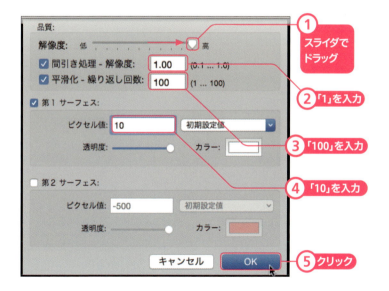

Step 3 心臓の3Dデータが完成した。

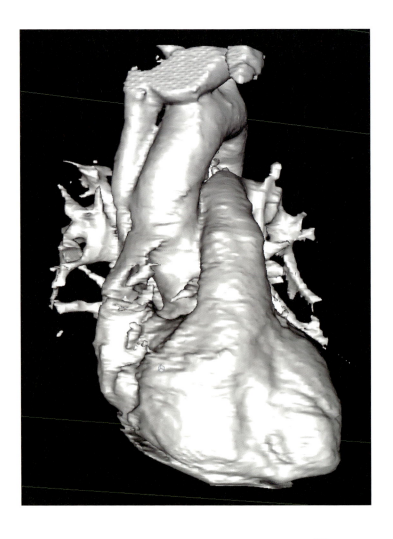

Step 4 STLファイルに保存する。ツールバーから「3D-SR書き出し」をクリック（①）しプルダウンメニューから「STLに書き出し」を選択（②）。

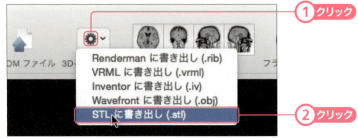

Step 5 作例では「new_heart」という名称でデスクトップに保存している。

第2章

4 レベル4：脳の抽出

人間の脳を全体像として捉えるには、一昔前は標本で見るしかありませんでした。
しかしCT技術の発達と3Dプリンター技術の進歩により、
生きている人の脳の形状をいとも簡単に手にとって再現できるようになりました。

完成見本と目標

本節ではOsiriXを用いた脳の表面データの作成方法を解説します。作例として使用するデータは、成人男性の単純CT画像「Head」です。

作成のポイントは「Head」のデータから、脳と頭蓋骨、皮膚のデータそれぞれを別のデータとして作成します。そしてその後で3つのデータを1つに合成したデータを製作します。

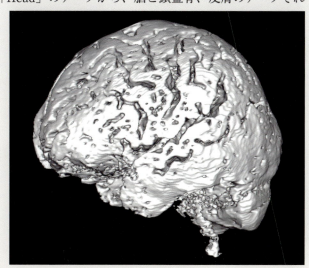

使用するデータ

Head／Vol 0.5 Vol.

なお、DICOMデータの読み込み方法は、「第1章 OsiriXと3Dアプリケーションの基本操作」の「4 OsiriXへのサンプルデータ読み込みとカスタマイズ」（p.20）を参照してください。

1 3Dボリュームレンダリングの実行

2Dビューアより3Dボリュームレンダリングを実行し、頭蓋骨全体の3Dデータを作成します。

Step 1 ローカルデータベースウインドウで「Head」内「Vol 0.5 Vol.」を開く。頭部の2Dビューア画像が表示される。

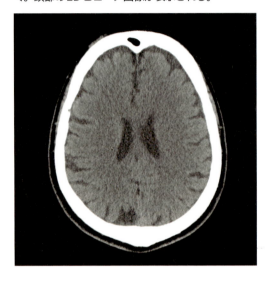

Step 2 2Dビューアのツールバーから「2D/3D 再構成ツール」をクリック（①）し、プルダウンメニューから「3Dボリュームレンダリング」を実行（②）する。

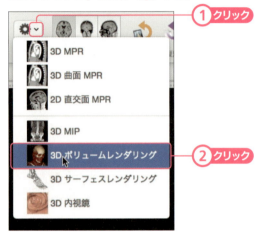

Step 3 3Dボリュームレンダリングが実行され、3Dボリュームレンダリングビューアに切り替わった。

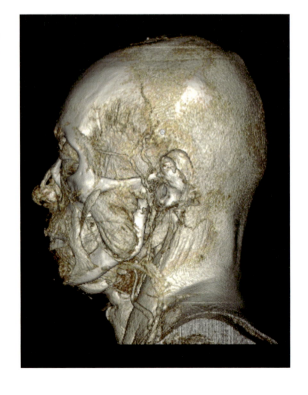

2 骨の除去

「WL調整」で皮膚や筋肉のデータを見えない状態にし、頭蓋骨だけを見えるようにします。その後「骨除去」を使い頭蓋骨のデータを除去し、脳のデータだけを残します。

Step 1 マウスボタン機能の「WL調整」をクリック。

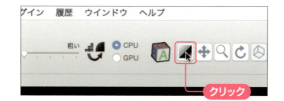

Step 2 マウスカーソルを上に少しずつドラッグして頭蓋骨周辺の透過度を変え、骨だけを表示させる。

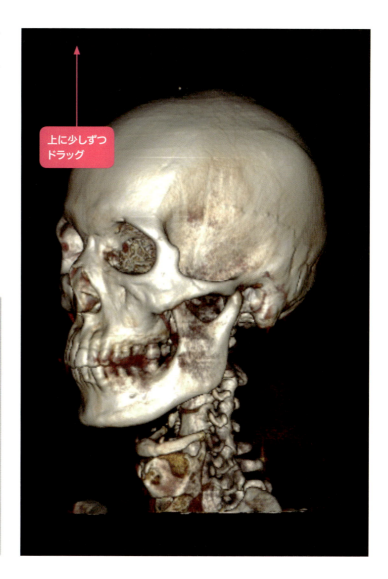

> **Note**
>
> **WL調整**
>
> WL調整について、OsiriXの環境設定によっては以前の操作時の透過度で表示され、解説に従った操作ができない場合があります。このような場合は「WL/WW」脇のドロップダウンリスト内「WL & WW 初期値」をクリックし初期化します。

Step 3 ツールバー「骨除去」をクリック。

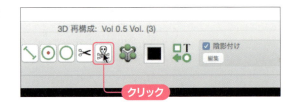

Step 4 画像上で頭蓋骨をクリックすると、骨の除去処理が始まる。

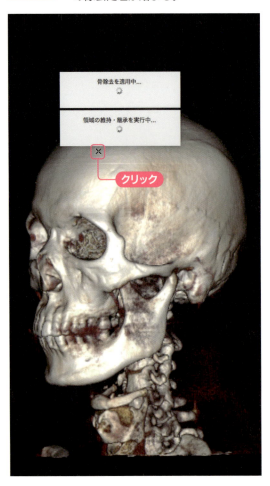

Step 5 頭蓋骨の大部分が除去された。頭蓋骨が除去された後に残っている白い部分は、軟骨と石灰化した部分。残っている喉の骨は引き続き「骨除去」を使用して除去する。

> **Note**
>
> **「骨除去」をクリックしても動作しない場合**
>
> 「骨除去」を使用しても骨が消去されない場合は、周囲へ少しずらして再度クリックすると動作することがあります。また、「option」キーを押しながら「骨除去」をクリックすると表示されるパネルで、骨のCT値を指定する方法があります。

> 📓 **Note**
>
> ## 不必要なデータが残っていないか確認するには
>
> 3Dボリュームレンダリングビューアで不必要なデータの残存状態を確認する場合は、WL調整で透過度を変更すると確認しやすくなります。なお、透過度の変更および透過度を初期化したい場合の詳細手順は「第2章 レベル1：骨盤の抽出」の「データのスムージングとWL調整」(p.50) を参照してください。

Step 6 軟骨も「骨除去」でクリックし除去する。ただし、骨ほど高いCT値を持っていない場合はこのようなメッセージが表示されることがある。その場合は「鋏」で適宜削除する。

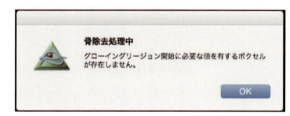

Step 7 再度「WL調整」をクリックし、上下左右にマウスカーソルを動かして頭蓋骨周辺の透過度を変え、脳が見える状態にする。

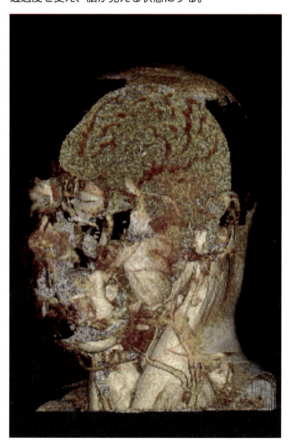

> 📓 **Note**
>
> ## WL調整と透過度
>
> WL調整はマウスを上下左右にドラッグすることでウインドウ内の透過度を変更することが可能です。上下のドラッグは透過度の変更で、上にいくほど透過度が高くなります。左右のドラッグはコントラストの変更で、左にいくほどコントラストが高くなります。例えば皮膚が表示されている状態から骨だけを表示させる場合は、マウスを上にドラッグします。

3 「表示方向」により視点を変更して削除する

　脳の範囲がおおよそ把握できたところで、余分なデータを削除していきます。一度に大きく削ると必要な場所を削ってしまうことがあります。コツは、急がずに視点を変更しながら様々な方向から少しずつ削っていくことです。3D表示の向きを変えるにはツールバー「表示方向」が便利です。

Step 1 今回使用するツールバー「表示方向」の各アイコン。

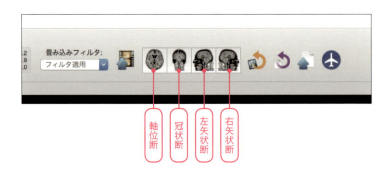

軸位断　冠状断　左矢状断　右矢状断

Note

「表示方向」がツールバーにない場合

「表示方向」のアイコンがツールバーにない場合は、「フォーマット」メニューの「ツールバーのカスタマイズ」から追加してください。

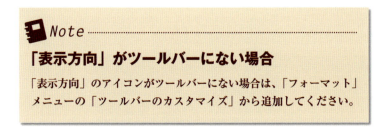

Step 2 「表示方向」の「左矢状断」アイコンをクリックし、左側面から頭部を表示した状態にする。

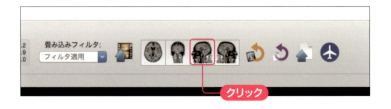

クリック

Step 3 この向きでは脳のアウトラインがよくわかる。

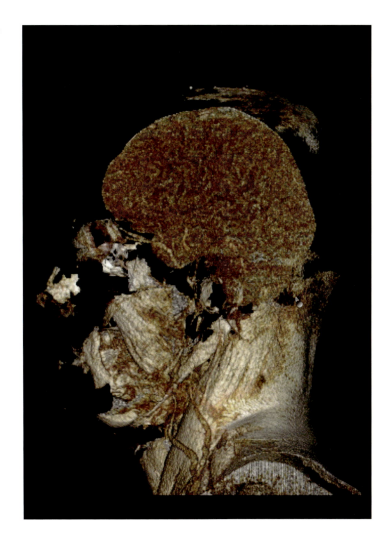

Step 4 「鋏」でデータを削除する。マウスボタン機能「鋏」をクリック。

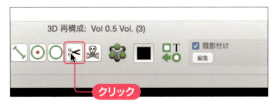

Step 5　脳のアウトラインに沿って「鋏」のループで範囲選択していく。ループ作成方法は、ドラッグして囲む、あるいはクリックして二点間を結ぶ（①）、いずれの方法でも楽な方で構わない。作例では目は入れないので削除する。囲み終えたら「return」キーを押して囲んだ部分以外を削除（②）する。

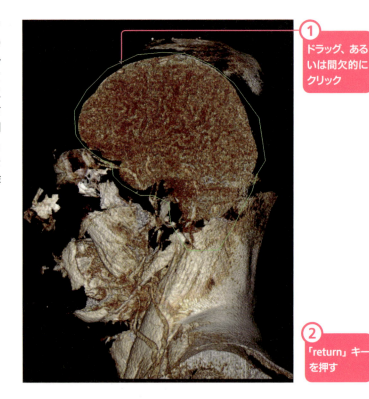

① ドラッグ、あるいは間欠的にクリック

② 「return」キーを押す

Step 6　脳以外のデータが削除された。

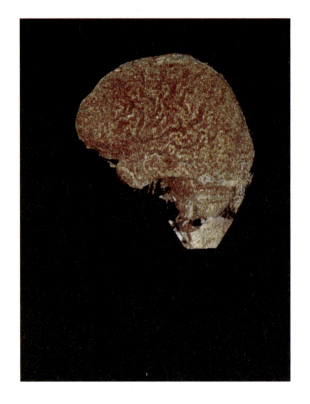

Step 7　「軸位断」で角度を変え、体表の皮膚データを削除する。

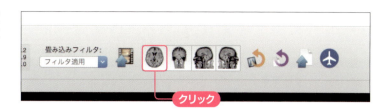

Step 8　頭頂部から見下ろした構図に変更された。ここから再び「鋏」をクリックし、Step 4、5を参考にしながら頭頂部の不要なデータを削除していく。

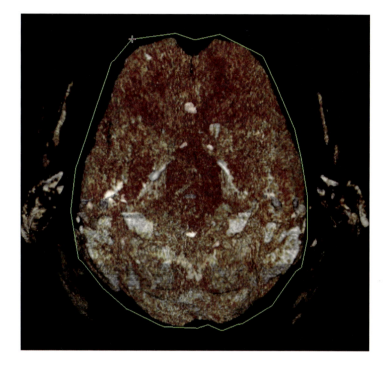

Step 9　「表示方向」エリアで「冠状断」をクリックし、表示方向を変更する。

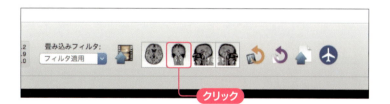

4 背景色を変更し作業時の視認性を向上する

　前節でも実施している背景色変更により、陰影で見えにくい箇所を見えるようにします。背景が黒では見えにくい頭皮や筋肉の陰影部分が明確に視認できるようにします。なお、背景色を完全に白にすると背景が明るすぎて、「鋏」のループが見えにくくなる場合があるので、今回も背景は明るいグレーにしています。このように絶えずデータを見る方向と、背景の色を変えて余分なデータが残っていないか、あるいは必要なデータを削りすぎていないかを確認します。

Step 1 背景色の変更を実施する。ツールバーの「背景色を変更」をクリックする。

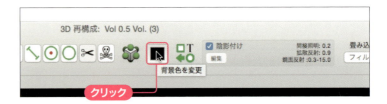

Step 2 初期状態ではカラーパネルのスライダは右端（黒）の設定だが、これを明るいグレーの位置まで左側へドラッグする。あるいは画面を参考にスライダをこの位置に設定して円の中心をクリックするとグレーになる。

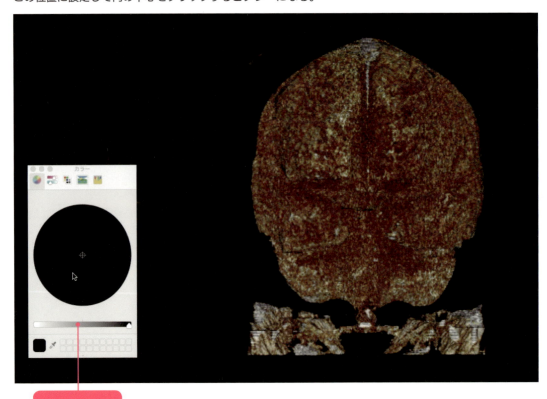

スライダをグレーの位置までドラッグ

Step 3 背景色が通常の黒から、明るいグレーに変更された。
この状態で「鋏」を使い、余分なデータを削除する。

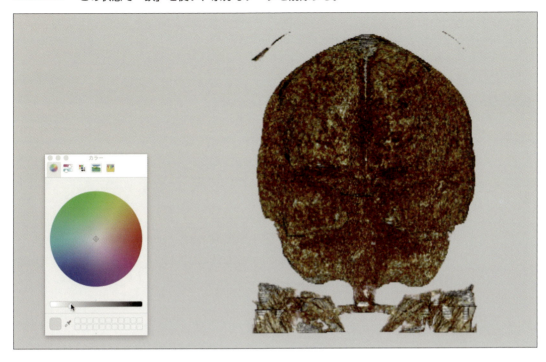

Step 4 作例では表示方向を変えながら、脳幹を残して
「鋏」で余分なデータを削除している。

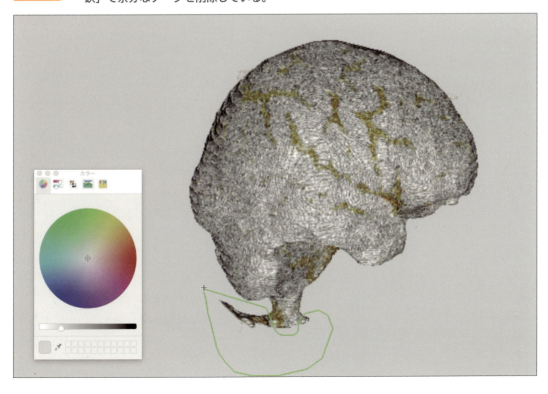

5 スムージングの実行

余分なデータの削除が完了し脳だけのデータになったら、スムージングを実行しデータの表面をなめらかにします。

Step 1 ツールバー「畳み込みフィルタ」(①) の「Basic Smooth 5x5」を全体に適用(②)する。

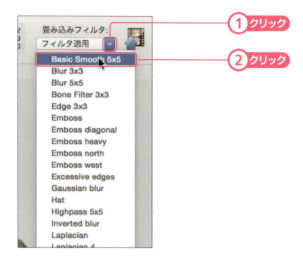

Step 2 脳の表面がなめらかになった。

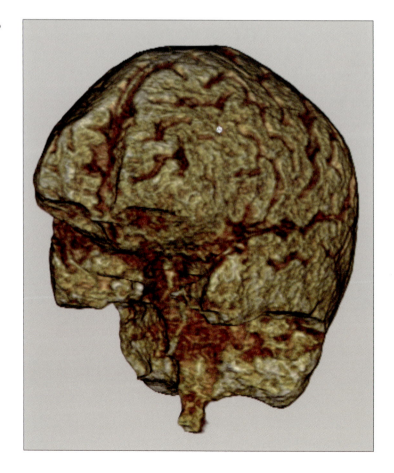

6 3Dサーフェスレンダリングの実行とデータの保存

　3Dサーフェスレンダリングを実行し、脳の表面の3Dポリゴンデータを作成します。このときに表面の平滑化や解像度も調整します。その後、作成した3Dポリゴンデータを保存して終了です。

Step 1 3Dボリュームレンダリングビューアを閉じ、2Dビューアに切り替える。データが脳だけになったことを確認する

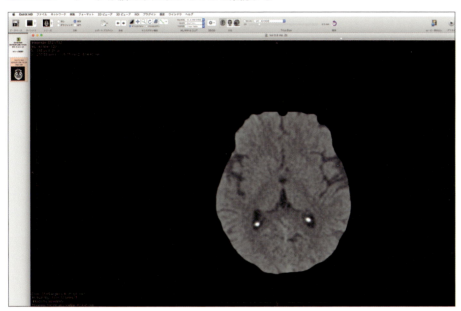

Step 2 ツールバーの「2D/3D 再構成ツール」(①)から「3Dサーフェスレンダリング」(②)を実行する。

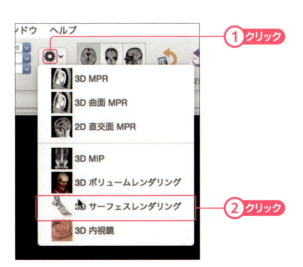

Step 3　「品質」パネルの「間引き処理・解像度」に「1」（①）を、「平滑化・繰り返し回数」として「100」（②）を、第1サーフェスのピクセル値に「25」を入力（③）する。「OK」をクリック（④）。

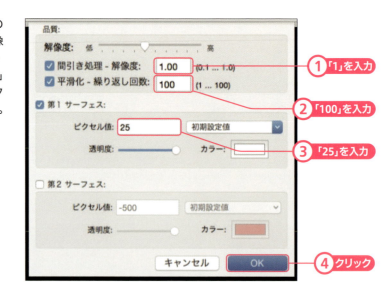

Step 4　3Dサーフェスレンダリングが完了した。この作例では脳の平滑化が過剰になってしまった。

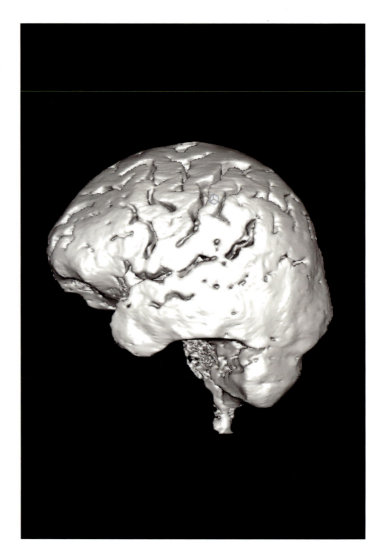

Step 5 　平滑表現を修正するため「品質」パネルの第1サーフェスのピクセル値を「30」に変更（①）する。
なお、しわの表現を強調するため「間引き表現・解像度」のチェックは外す（②）。設定が完了したらクリック（③）。

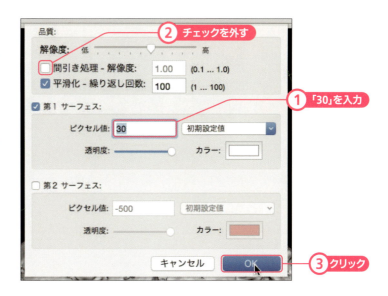

Step 6 　再度描画され、これで完成となる。作成したデータを保存するため、ツールバーから「3D-SR書き出し」の「STLに書き出し」を実行し、「保存」パネル内の「名前」に「new_brain_kjm」と入力しデスクトップに保存する。

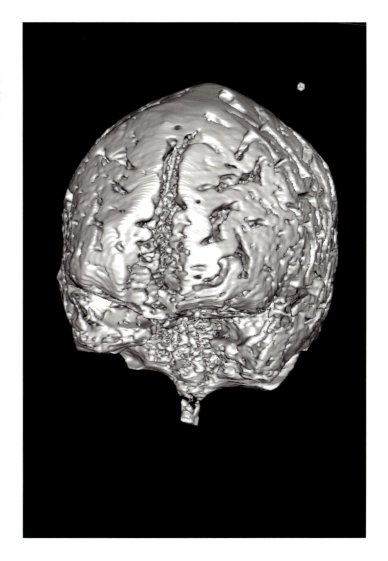

第2章

5 レベル5：
頭蓋骨と皮膚の抽出

透明な皮膚から見える白い頭蓋骨… ホラー映画のワンシーンのようですが、
CT画像から誰にでも簡単にデータを作成できます。
閉じたまぶたや耳なども再現され、リアルさを感じさせます。

完成見本と目標

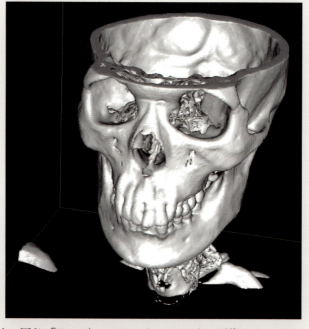

前節ではリアルな脳の表面の3Dポリゴンデータを作成する方法を解説しましたが、本節では頭蓋骨と頭部の皮膚の3DポリゴンデータをOsiriXで作成する方法を解説します。作例として使用するデータは、前節同様に単純CT画像「Head」です。

これから作成する頭蓋骨と頭部の皮膚の3Dポリゴンモデルは、同じ「Head」のCTによるスライス画像から、それぞれ別のSTLファイルとして作成します。最初に頭部の皮膚の3Dポリゴンデータ、次に頭蓋骨の3Dポリゴンデータの作成方法を解説します。

頭蓋骨モデルは、眼窩の直上部分から上部を円周状に削除します。皮膚はそのまま表皮のCTデータを造形します。まぶたや耳があることでリアルな3D画像として作成できます。

これら脳と頭蓋骨、皮膚のそれぞれのデータを組み合わせた場合、皮膚を透明な材質で造形すれば、外から脳が見えるデザインになり、医学教材として使用できるものになります。なお、本節の作例は、造影剤を使用していないため、血管等は描出されていません。

使用するデータ

Head／Vol.0.5 Vol

　なお、前節から引き続き操作手順を実行すると、頭蓋骨のデータなどが削除されたままの状態になっています。このままでは本節の解説手順通りに操作しても頭蓋骨や皮膚のデータを正しくモデリングできませんので、「2Dビューア」メニューから「シリーズを復帰」を実行してください。DICOMデータの読み込み方法と削除は、「第1章 OsiriXと3Dアプリケーションの基本操作」の「4 OsiriXへのサンプルデータ読み込みとカスタマイズ」（p.20）を参照してください。

1 3Dサーフェスレンダリングの実行

　頭の輪切りの2Dビューア画像から、最初に顔の表面の3Dポリゴンデータを作成します。「3Dサーフェスレンダリング」では、「品質」パネル内第1サーフェスの皮膚のピクセル値を設定します。作例では「初期設定値」に用意されている「CT・皮膚」を選択しています。撮影時の条件によってはOsiriXにあらかじめ設定されているピクセル値では、皮膚のデータが上手く描画されない場合があります。その場合は「品質」ダイアログの第1サーフェスのピクセル値を適宜変更し、適切な数値を調整します。

Step 1 前節同様の手順で、2Dビューアに単純CT画像「Head」内「Vol.0.5 Vol.」を表示する。

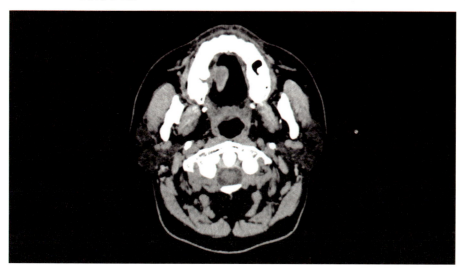

Step 2　2Dビューアのツールバーから「2D/3D 再構成ツール」(①) 内「3Dサーフェスレンダリング」(②) を実行する。

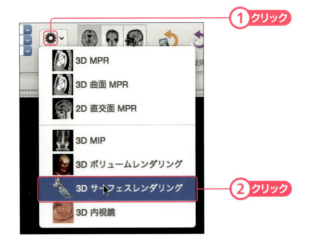

Step 3　「品質」パネル内の第1サーフェスの「初期設定値」(①) 内に用意されている「CT・皮膚」(②) を選択。「OK」をクリック (③)。

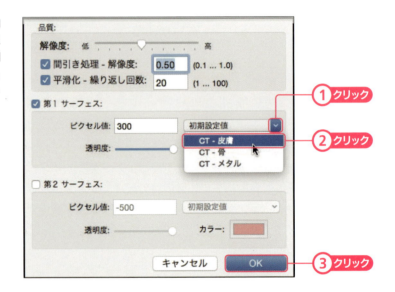

Step 4　頭部の皮膚の3Dデータが表示された。

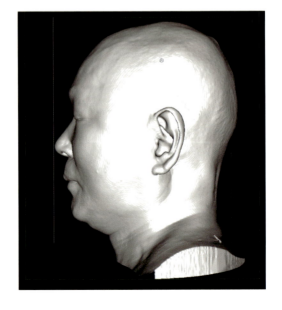

2 STLファイルへの保存

　3Dサーフェスレンダリングを実行した皮膚の3DデータをSTLファイルとして保存します。OsiriXでは、作業中に様々な原因による異常終了が発生し、それまで作成していた作業内容を失う場合があります。それを防ぐためにも、ある程度作業が進んだらこまめに保存することをお勧めします。

Step 1 STLファイルに保存する。ツールバーから「3D-SR 書き出し」をクリック（①）しプルダウンメニューから「STLに書き出し」を選択（②）。

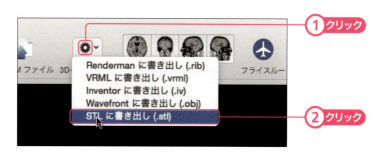

Step 2 作例では「new_face_kjm」という名称（①）でデスクトップに保存している。保存（②）後、3Dサーフェスレンダリングビューアを閉じて2Dビューアに戻る。

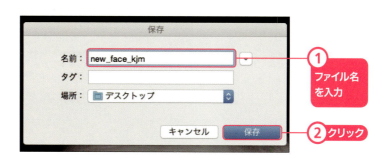

📒 Note
模型用データ作成上の注意点

　模型用データ作成上の注意点の一つとして、耳のような出っ張っている部分の作成があります。画像のように耳は頭部から突出しているため、3Dプリンターで造形出力すると構造的に薄くなり、壊れやすくなります。

　このような場合、耳と頭の間（矢印）をデータで埋める方法がとられる場合があります。ただし、OsiriX自体ではそのようなデータの加工はできません。このような場合は、STLファイルとして保存した後に、STLデータの加工が可能なMeshmixerなどのアプリケーションを利用します。

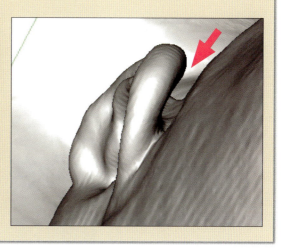

3 頭蓋骨の作成

　ここからは頭蓋骨の3Dポリゴンデータ化と頭蓋骨上部の削除方法を解説します。2Dビューアのメニューバーから「2D/3D再構成ツール」をクリックし、プルダウンメニューから「3Dボリュームレンダリング」を実行します。

Step 1　ツールバーの「2D/3D再構成ツール」をクリックし（①）、プルダウンメニューから「３Ｄボリュームレンダリング」を実行する（②）。

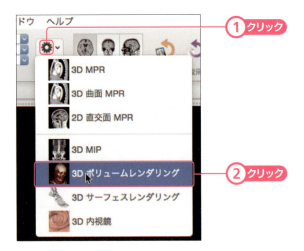

Step 2　3Dボリュームレンダリングが実行され、3Dボリュームレンダリングビューアに切り替わった。

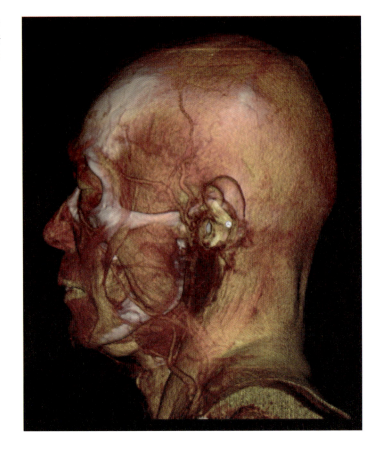

4 頭蓋骨の上部データの削除

　頭蓋骨の上部を切り取る作業を解説します。作例ではデザイン的に見栄えがする眼窩の上付近から上部を削除することにします。この作業ではOsiriXの複数の機能を組み合わせて使用します。最初に「WL調整」で頭蓋骨と皮膚の位置を確認します。その後、切断ラインを直線にするため「裁断キューブ」の表示機能をガイドラインとして利用し、「鋏」で削除します。

Step 1 ツールバーの「裁断キューブを表示・操作する」をクリックする。

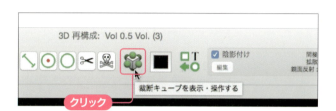

Step 2 3Dデータの周囲に裁断キューブのケージ枠線が表示された。

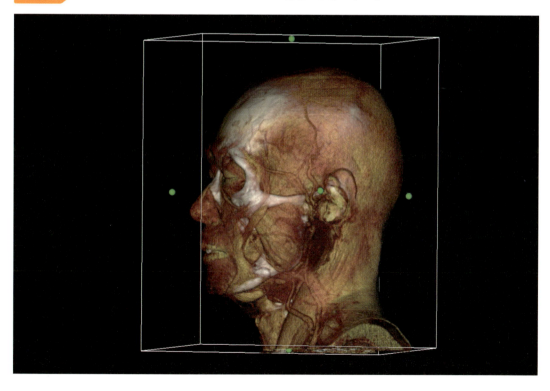

Step 3　上面側緑色の裁断キューブのポインタ（緑色の玉）を下へドラッグすると、ポインタが赤色に変化し裁断キューブのケージ上面が下がって頭蓋骨上部のデータが消える。ただし、これは裁断キューブの表示エリアが変更されただけで、見えなくなった部分のデータはそのまま残っている。

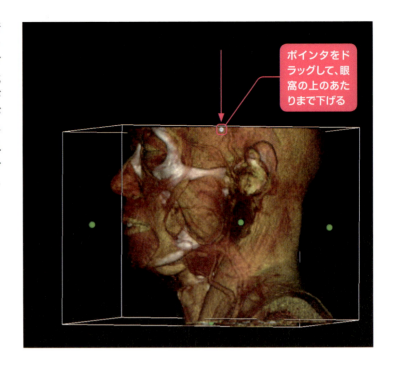

Step 4　頭蓋骨周辺の透過度を変え、皮膚を表示させるため、「WL調整」で頭部周辺の透過度を変える。なお、「WL調整」をクリックすると「裁断キューブ」のポインタやケージ枠線が消える。

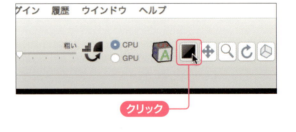

Step 5　マウスをドラッグし、皮膚が表示されるようにする。

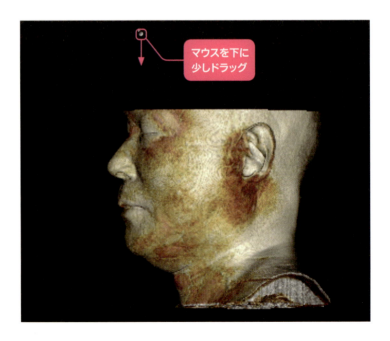

Step 6　角度を変えて頭頂部からデータを確認する。ツールバー「焦点を中心に回転」をクリック。

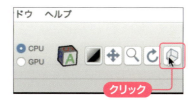

Step 7　切断位置の目安が正しいかを確認する。
マウスでドラッグして視点を前方斜め上方からの俯瞰に変更。

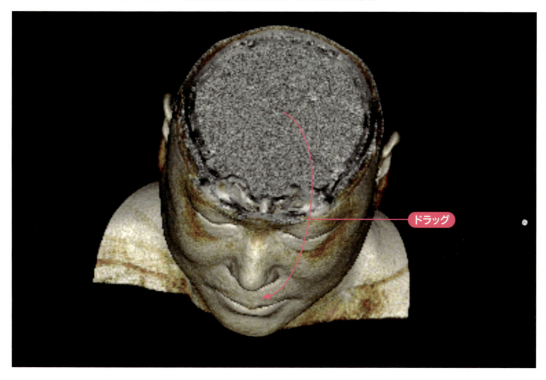

Step 8　「左矢状断」をクリックし、STEP5までと同様の横位置からの視点に戻す。

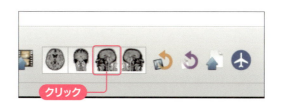

Step 9　この状態で「鋏」でデータを削除する。マウスボタン機能「鋏」をクリック。

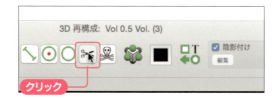

Step 10　そのまま頭蓋骨上部、眼窩の上のあたりを「鋏」のループで
直線的に切り取るよう範囲指定し（①）、「delete」キーで削除（②）する。
なお、「鋏」は削除できるのは裁断キューブのケージ枠線内で表示範囲となっている部分のみ。

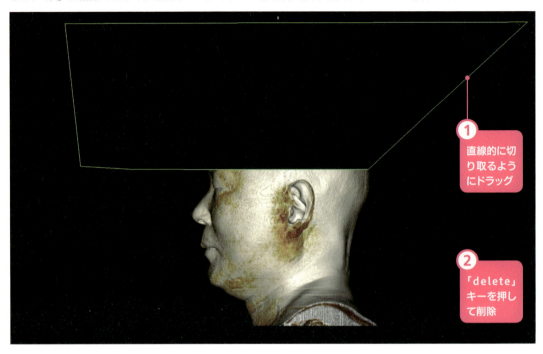

Step 11　削除が実行された。Step 1の手順に従い「裁断キューブ」をオンにし、
ケージ枠線上面のポインタを頭蓋骨全てが表示できるまで上方にドラッグ
する。直線上に「鋏」でデータが削除されていることがわかる。

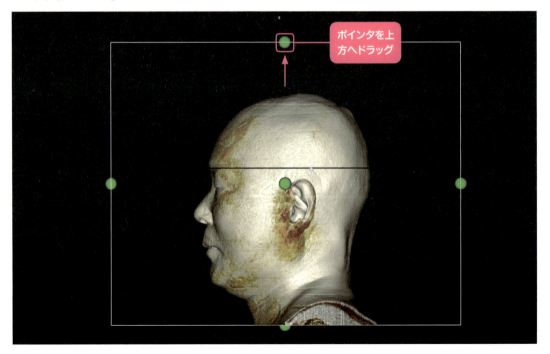

Step 12　Step1の手順を参照し「裁断キューブを表示・非表示する」をクリックして裁断キューブを非表示にする。
次にStep9の手順に従い「鋏」をオンにし、「鋏」のループで頭蓋骨上部全てを囲む（①）。
囲み終えたら「delete」キーで削除する（②）。

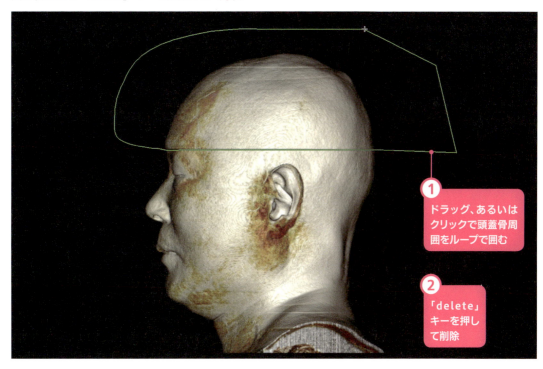

① ドラッグ、あるいはクリックで頭蓋骨周囲をループで囲む

② 「delete」キーを押して削除

Step 13　頭蓋骨上部のデータが皮膚と共に削除された。

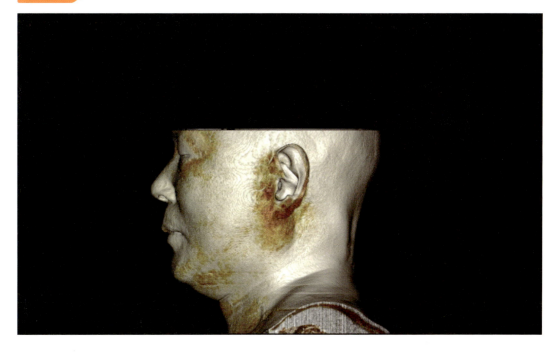

Step 14 頭蓋骨のデータが確実に削除されたか確認する。角度を変えて確認するためStep1の手順に従い「裁断キューブ」をクリックする。この状態で裁断キューブのケージ枠線上面の緑色のポインタをドラッグし（ポインタが赤くなる）上下させてデータが確実に消えていることを確認する。

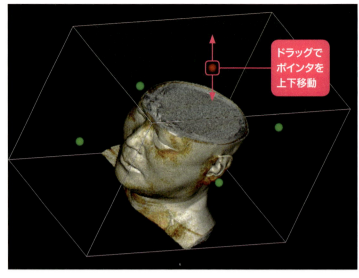

> **Note**
> **表示角度の変更**
> 頭部をウインドウの中心から動かさずに角度や向きを変えるには、ツールバー「焦点を中心に回転」を使用します。

Step 15 3Dボリュームレンダリングビューアを閉じ、2Dビューアで表示するスライスをマウスホイールを動かす、あるいはスライダを左へ動かし表示スライスを移動させる。

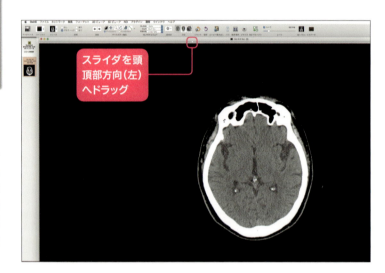

Step 16 眼窩（Step15の画像）のすぐ上でデータが削除（右の画像）されていることがわかる。

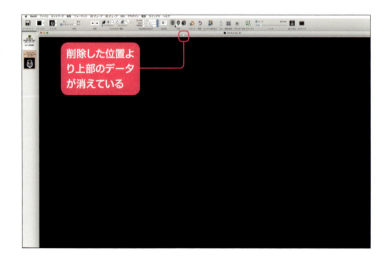

5 3Dサーフェスレンダリングの実行とファイルの保存

次に3Dサーフェスレンダリングで3Dポリゴンデータを完成させます。ただし、描出状態が最適になる数値を一回で設定できるとは限りません。何回か設定する数値を変えてみて、自分の求める最適な状態になるように試行してみてください。

Step 1 2Dビューアから「2D/3D再構成ツール」（①）内「3Dサーフェスレンダリング」（②）を実行する。

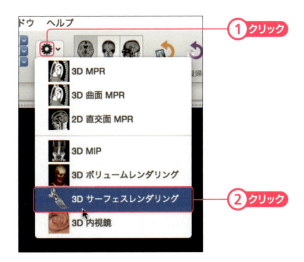

Step 2 「品質」パネル内の第1サーフェスにピクセル値を入力する。初期設定値のプルダウンメニュー（①）に、使用頻度の高い皮膚や骨、金属のCT値があらかじめ用意されている。今回はその中から「CT・骨」を選択（②）する。「OK」をクリック（③）。

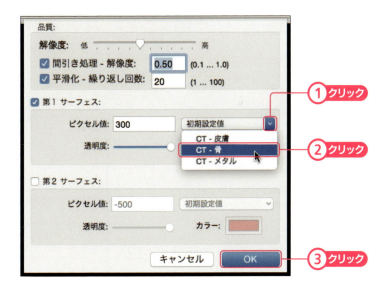

Step 3　骨が描画されたが、頭蓋骨の眼窩下部に隙間が生じている。骨の密度が低めに描出されているため、再度入力するパラメータを変更して3Dサーフェスレンダリングを実行する。3Dサーフェスレンダリングビューアを閉じる。

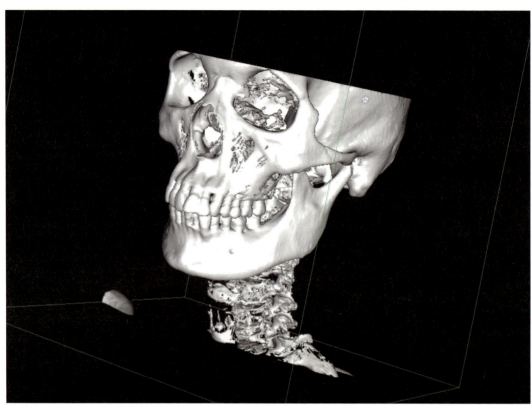

Step 4　3DサーフェスレンダリングをStep 1の手順で実行し、第1サーフェスにピクセル値を「200」と入力する（①）。「OK」をクリック（②）。

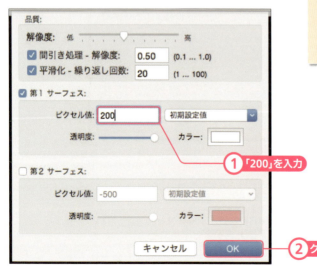

① 「200」を入力
② クリック

Note

血管の描画について

この作例は単純CTで撮影した画像ですから、CT値を低めに設定しても血管などが描画されることはありません。

Step 5 　再描画により骨の表現も満足できる3Dポリゴンデータが完成した。

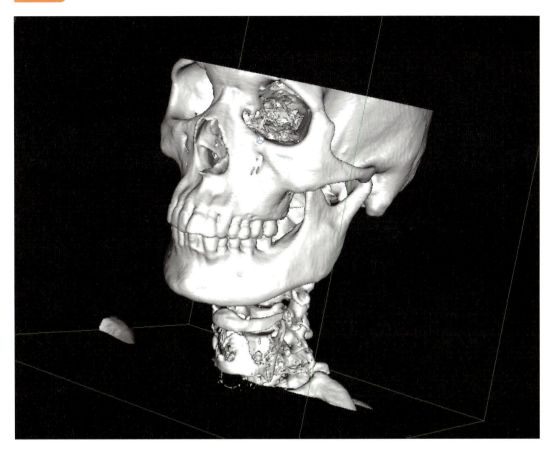

Step 6 　STLファイルに保存する。ツールバーの「3D-SR書き出し」をクリック（①）しプルダウンメニューから「STLに書き出し」を選択（②）。

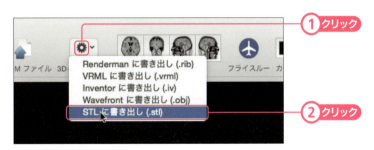

Step 7 　作例では「new_skull_kjm」という名称（①）で保存（②）している。

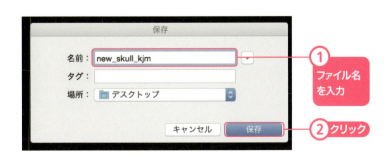

第2章

6 レベル6：脳と頭蓋骨・皮膚データの合成

脳や頭蓋骨の形状はかつては手術時、あるいは解剖時でもないと
全体の把握はできないものでした。しかし今ではCTやMRIのデータを加工すれば
誰でも簡単に3Dモデルとして全体像を見ることができます。

完成見本と目標

本節では、Meshmixerを使用し、前節までで作成した頭部の皮膚と頭蓋骨、脳の表面の各データを合成し3Dモデルを表示する方法を解説します。「4 レベル4：脳の抽出」および「5 レベル5：頭蓋骨と皮膚の抽出」で、CT画像サンプルデータからそれぞれ3Dポリゴンデータの作成方法を解説していますが、技術評論社のWebサイトから下記のサンプルデータを利用することでも、先にMeshmixerでの合成を体験することが可能です。

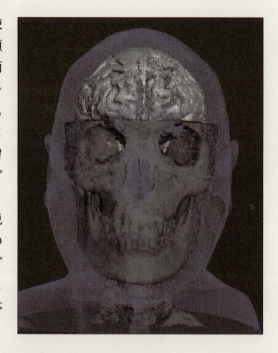

脳の表面データ…… new_brain_kjm.stl
頭部の皮膚データ…… new_face_kjm.stl
頭蓋骨のデータ…… new_skull_kjm.stl

　上記モデリングデータを使わずに、「4 レベル4：脳の抽出」および「5 レベル5：頭蓋骨と皮膚の抽出」の作成手順に従い独自に重ね合わせ用の3Dポリゴンデータを作成し、それらを合成して同様に頭部3Dモデルを表示することも可能です。ただし、重ね合わせる3Dポリゴンデータは、同一のデータ、かつ同じ座標系から作成していることが前提です。座標を揃えるには、スライスを範囲指定する場合に各データで使うスライス画像の開始位置を全て同

じにしておくことです。サンプルで提供しているデータでは、スライス画像の開始位置はすべて揃えてあります。

使用するデータ

脳の表面データ…… new_brain_kjm.stl
頭部の皮膚データ…… new_face_kjm.stl
頭蓋骨のデータ…… new_skull_kjm.stl

なお、STLデータの合成にはMeshmixerを使用します。Meshmixerの入手とインストールの方法については「第1章 OsiriXと3Dアプリケーションの基本操作」の「6 3Dポリゴン（STL）ビューア：MeshmixerとMeshLab」（p.36）を参照してください。

1 Meshmixerの起動と脳の3Dポリゴンデータの読み込み

あらかじめインストール済みのMeshmixerを起動し、脳の3Dポリゴンデータサンプル「new_brain_kjm.stl」（STLファイル）を読み込みます。

なお、「new_brain_kjm.stl」を右クリック、あるいは「control」キーを押しながらクリックして表示される「このアプリケーションで開く」内「Meshmixer」で、アプリの起動とデータ読み込みを同時に行っても問題ありません。

> **注意** さらにMeshmixerをあらかじめ起動しておき、そこへSTLファイルをドラッグ＆ドロップする方法も可能です。ただし、今回使用するSTLファイル3つを同時に読み込ませようとすると、お使いの機種によってはメモリが足りず、Meshmixerが正常に動作しなくなる場合があります。ドロップによる読み込みを行う場合は、トラブルを避けるためSTLファイルは1つずつ読み込ませることをお勧めします。

Step 1 Meshmixerを起動する。Dock（①）内のMeshmixerを起動（②）。

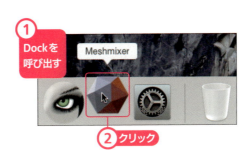

Step 2 　Meshmixerに STLファイルを読み込むため、「インポート」をクリックする。

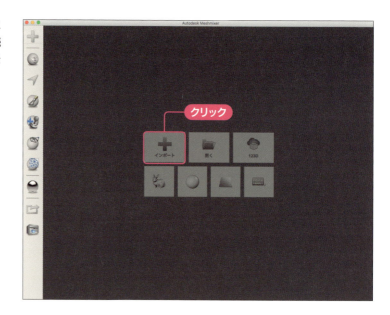

Step 3 　Meshmixerで取り扱えるファイル名は黒い文字で表示されている。
最初に「new_brain_kjm.stl」（①）を開く（②）。

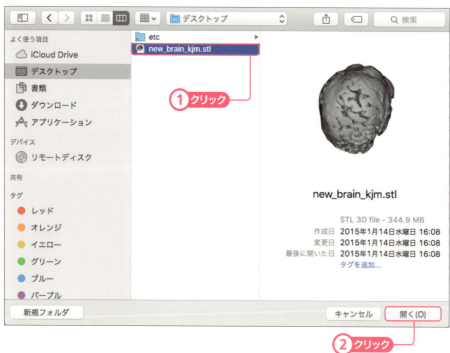

Step 4 脳のデータが読み込まれた。

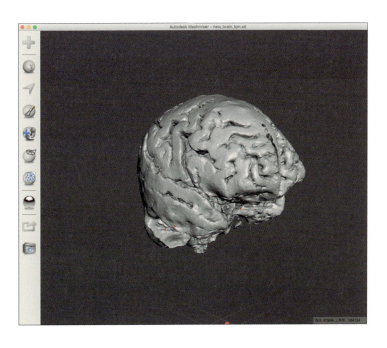

2 皮膚の3Dポリゴンデータの読み込み

次に皮膚の3Dポリゴンデータ「new_face_kjm.stl」を読み込みます。なお、「Meshmixerの起動と脳の3Dポリゴンデータの読み込み」と同様に「インポート」から読み込んでも問題ありません。

Step 1 Meshmixerに、デスクトップ上に保存済みの「new_face_kjm.stl」をドラッグ&ドロップする。

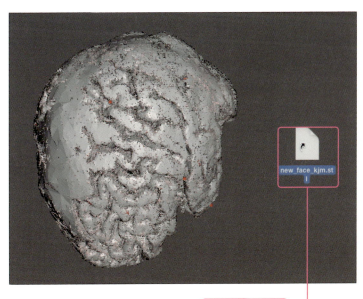

ドラッグ&ドロップ

Step 2 「追加」をクリックする。3Dポリゴンデータの読み込みが始まる。続いて出てくるダイアログ「位置を移動しますか」には「いいえ」をクリック。

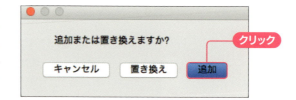

Step 3 皮膚の3Dポリゴンデータが表示された。脳のデータ「new_brain_kjm.stl」と、皮膚の3Dポリゴンデータ「new_face_kjm.stl」は同じ座標系で作成されているので、きれいに重なって表示されている。
Meshmixerの右側に「オブジェクトブラウザ」パネルが表示される。

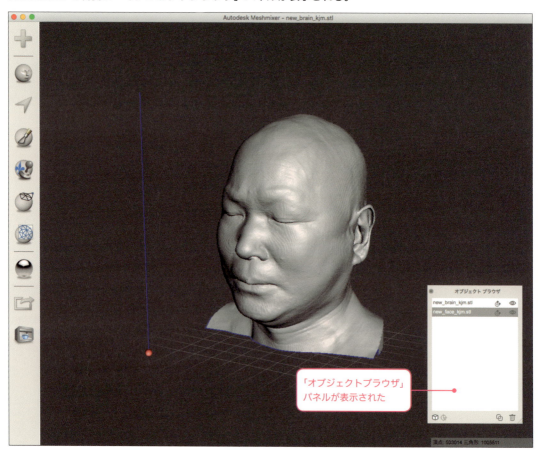

「オブジェクトブラウザ」パネルが表示された

> **Note**
> **ウインドウ内の操作方法**
> ウインドウ内に表示させた物体は、右クリックしながらのドラッグで縦横への回転、センターホイールの手前回転で拡大、同じく奥側回転で縮小できます。

3 皮膚の3Dポリゴンデータを半透明にする

「オブジェクトブラウザ」パネルで読み込まれているデータの表示状態を変更することができます。作例では皮膚の3Dポリゴンデータを半透明表示にします。「オブジェクトブラウザ」パネルで「new_face_kjm.stl」の表示状態を変更します。

Step 1　「オブジェクトブラウザ」パネル内の「new_face_kjm.stl」の列の「Hide/show object」をクリックする。

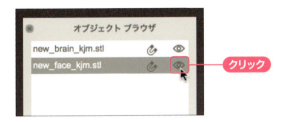

Step 2　アイコンが目を閉じたように変わる。これは本来は非表示にするための操作だが、オブジェクトが選ばれた状態では半透明表示になる。

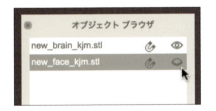

Step 3　同時に皮膚のデータ「new_face_kjm.stl」が半透明表示に変わった。
皮膚のデータの内部に脳のデータ「new_brain_kjm.stl」が透けて見えている。

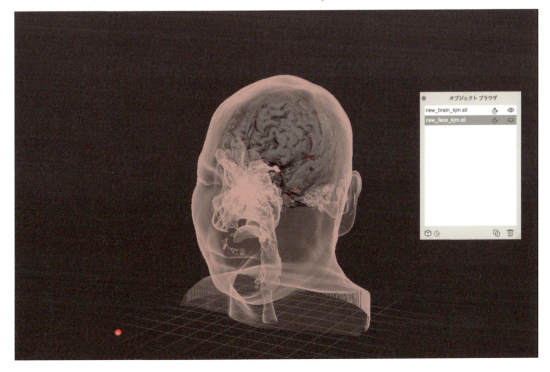

4 頭蓋骨の3Dポリゴンデータの読み込み

　最後に頭蓋骨のデータ「new_skull_kjm.stl」を読み込み、皮膚と脳に重ね合わせます。

Step 1 「new_skull_kjm.stl」をMeshmixerにドラッグ＆ドロップする。

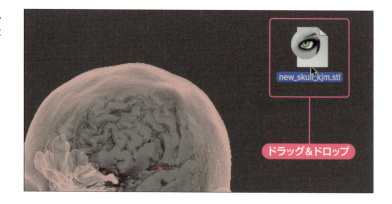

Step 2 「追加」をクリックするとデータの読み込みが始まる。

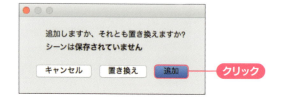

Step 3 頭蓋骨のデータ「new_skull_kjm.stl」が読み込まれた。これで脳と頭蓋骨、皮膚のデータの重ね合わせが完成した。脳と頭蓋骨、皮膚の各データの表示・非表示は「オブジェクトブラウザ」パネル内のアイコンをクリックすると変更できる。

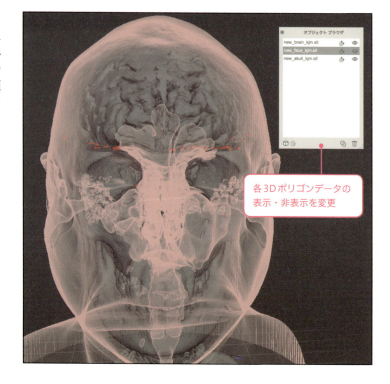

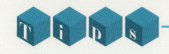

オブジェクトブラウザの機能について

　複数のSTLファイルを追加で読み込ませた場合、「オブジェクトブラウザ」パネルを利用すると表示状態を変更することができます。

全てのファイルを表示

　例えば本節の作例ファイル全てを読み込ませると、初期状態では「new_face_kjm.stl」だけが見える状態になります。このとき「オブジェクトブラウザ」パネルは「U字型磁石」と「目」のアイコンが表示されています。

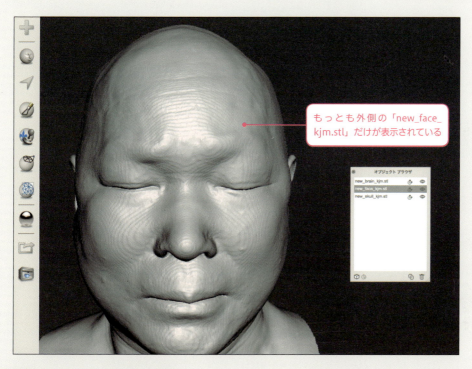

もっとも外側の「new_face_kjm.stl」だけが表示されている

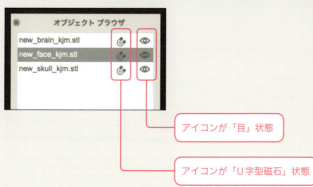

アイコンが「目」状態

アイコンが「U字型磁石」状態

129

全てのファイルを非表示

「オブジェクトブラウザ」パネル内の「new_brain_kjm.stl」「new_face_kjm.stl」「new_skull_kjm.stl」のアイコン「目」をクリックすると、「目」から瞳が消えて「閉じた目」アイコンになります。この状態になると「new_face_kjm.stl」など全てのファイルは非表示になります。なお、「閉じた目」を再度クリックすると「目」に戻り、再び「new_face_kjm.stl」など全てのファイルが表示されます。

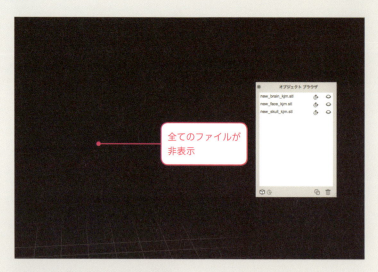

全てのファイルが非表示

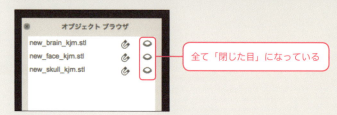

全て「閉じた目」になっている

特定のファイルを非表示にする

「オブジェクトブラウザ」パネル内の「new_face_kjm.stl」のアイコン「目」をクリックすると「閉じた目」になります。同時に「new_face_kjm.stl」の表示がレンダリング表示から非表示に切り替わり、「new_brain_kjm.stl」「new_skull_kjm.stl」が見えるようになります。なお、「閉じた目」を再度クリックすると「目」に戻り、再び「new_face_kjm.stl」が表示されます。

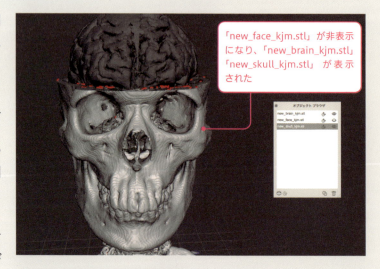

「new_face_kjm.stl」が非表示になり、「new_brain_kjm.stl」「new_skull_kjm.stl」が表示された

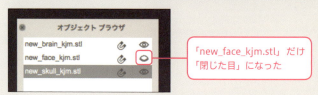

「new_face_kjm.stl」だけ「閉じた目」になった

■ 特定のファイルをメッシュ表示にする（1）

「オブジェクトブラウザ」パネル内の「new_face_kjm.stl」のアイコン「U字型磁石」をクリックすると、「U字型磁石」の斜め上にジグザグ状の棒線が描かれます。同時に「new_face_kjm.stl」の表示がレンダリング表示からメッシュ表示に切り替わります。

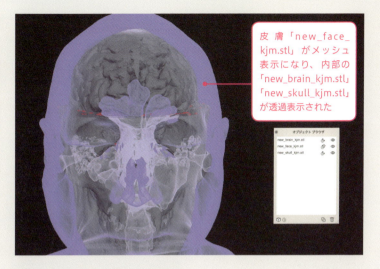

皮膚「new_face_kjm.stl」がメッシュ表示になり、内部の「new_brain_kjm.stl」「new_skull_kjm.stl」が透過表示された

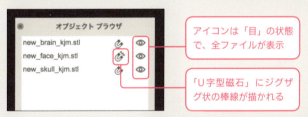

アイコンは「目」の状態で、全ファイルが表示

「U字型磁石」にジグザグ状の棒線が描かれる

なお、この状態で「new_face_kjm.stl」の「目」をクリックし「閉じた目」にしても「new_face_kjm.stl」はメッシュ表示されたままです。

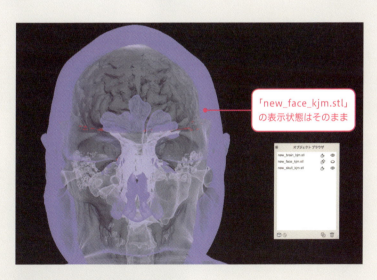

「new_face_kjm.stl」の表示状態はそのまま

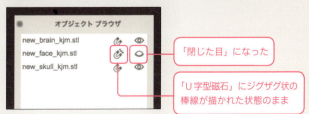

「閉じた目」になった

「U字型磁石」にジグザグ状の棒線が描かれた状態のまま

特定のファイルをメッシュ表示にする（2）

「オブジェクトブラウザ」パネル内の「new_brain_kjm」の「U字型磁石」をクリックすると、「U字型磁石」の斜め上にジグザグ状の棒線が描かれます。同時に「new_brain_kjm」がメッシュ表示に切り替わり、「new_face_kjm.stl」と重なって描画されるように成ります。

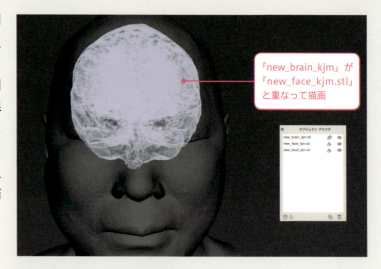

「new_brain_kjm」が「new_face_kjm.stl」と重なって描画

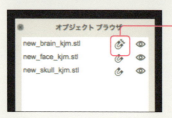

「U字型磁石」の斜め上にジグザグ状の棒線が描かれたアイコンに変化

特定のファイルをメッシュ表示にする（3）

「オブジェクトブラウザ」パネル内の「new_brain_kjm」の「U字型磁石」アイコンをクリックすると、「U字型磁石」の斜め上にジグザグ状の棒線が描かれます。このとき「new_face_kjm.stl」「new_skull_kjm.stl」の「目」をクリックして「閉じた目」に変化させると非表示になり、メッシュ表示の「new_brain_kjm」だけが描画されます。

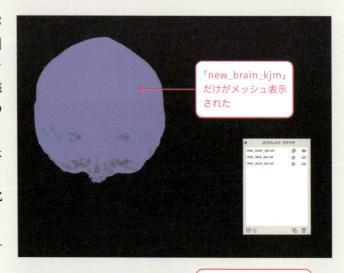

「new_brain_kjm」だけがメッシュ表示された

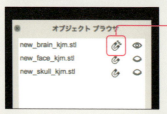

「U字型磁石」の斜め上にジグザグ状の棒線が描かれたアイコンに変化

第3章

3Dモデリング実践編

第3章は、第2章に引き続きOsiriXとMeshLab、Meshmixerを使用して、より高度な機能の使いこなしや実用的な作成テクニックを解説します。

第3章 1 半透明表示による頭蓋骨の確認

一刻を争う状況の中で、医療現場での画像診断は速さと正確さが求められます。
一方で医用画像の撮影条件はベストとは言いかねる場合も多々あります。
前章までは最新鋭の機器で撮影した条件のよい画像を用いての解説でしたが、
本節よりOsiriXの実習と解説を兼ねて
さまざまな条件で撮影した事例で解説します。

完成見本と目標

　本節ではOsiriXを使用して、OsiriXなど医療用アプリケーションでの利用のために公開されている「DICOM sample image sets」のデータから頭蓋骨折の3Dポリゴンデータを作成します。今回使用するのは「DICOM sample image sets」内「Alias Name: PHENIX」で、骨折を治療した患者の頭部CT画像です。ここでの作業もDICOMデータのスライスから3Dポリゴンデータを作成するもので、作業内容は基本的には前節までに解説したモデルと同じです。作例では、頭蓋骨と皮膚をOsiriXで3Dポリゴンデータ化します。これにより、半透明な皮膚を通して頭蓋骨を透視可能な3D画像が表示できます。

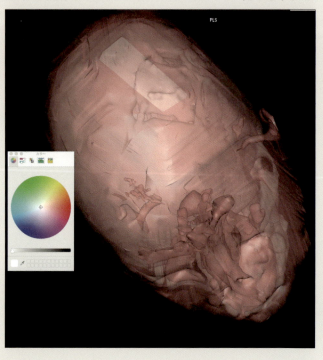

使用するデータ

PHENIX／COU IV

なお、入手先と DICOM データの読み込み方法は、「第1章 OsiriX と 3D アプリケーションの基本操作」の「4 OsiriX へのサンプルデータ読み込みとカスタマイズ」（p.20）を参照してください。

1 頭蓋骨の3Dポリゴンデータの作成と保存

最初に頭蓋骨だけの3Dポリゴンデータを作成してみましょう。前節までの作業手順と同様に、すでにサンプルデータ「Phenix」をダウンロードで入手し、Osirix のローカルデータベースに登録済みであるという前提で作業手順を解説します。「Phenix」内「COU IV」で3Dサーフェスレンダリングを実行します。その後、頭蓋骨のデータをSTLファイルとして保存します。

Step 1 データ一覧（患者氏名）から「Phenix」の左側にある▶をクリック（①）すると「COU IV」が表示される。「COU IV」をダブルクリック（②）する。

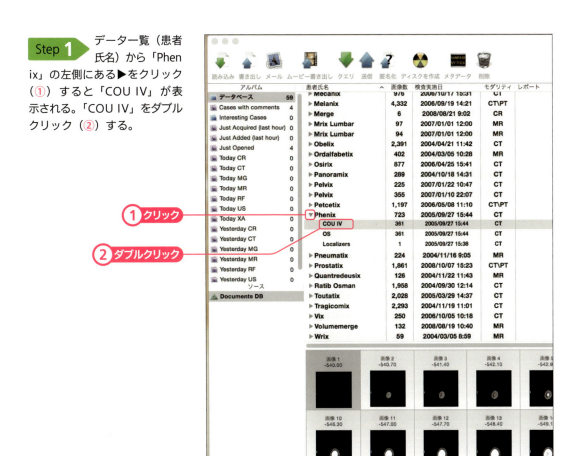

Step 2　2Dビューアの画面に切り替わり、頭部の断面が表示される。なお、画像はマウスホイールで表示するスライスを移動し、147枚目を表示させたもの。

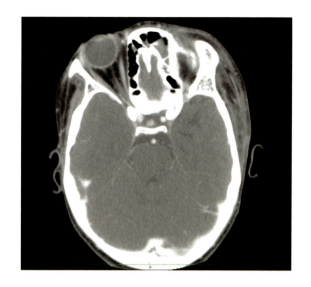

Step 3　ツールバーから「2D/3D再構成ツール」（①）内「3Dサーフェスレンダリング」（②）を実行する。

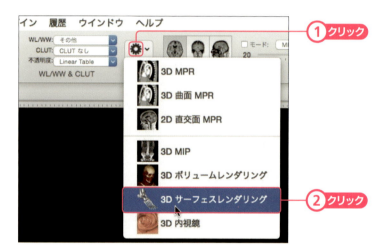

Step 4　「品質」パネルが表示されるが、そのまま「OK」をクリック。

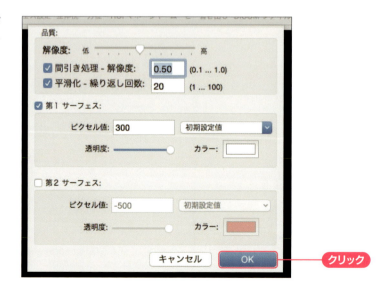

Step 5 3Dサーフェスレンダリングビューアに頭蓋骨部分が表示された。

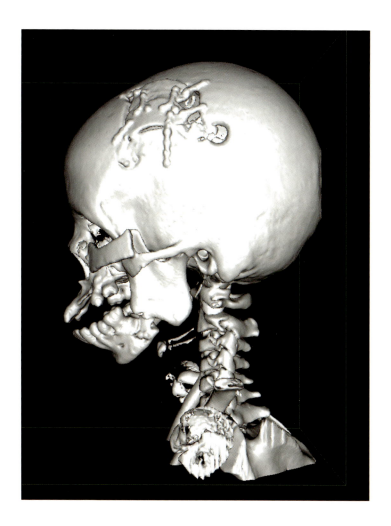

Step 6 STLファイルに保存する。ツールバーから「3D-SR書き出し」(①) 内の「STLに書き出し」(②) を選択。

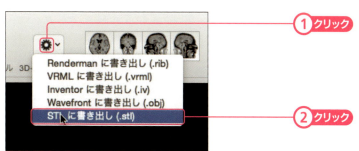

Step 7 作例では「skull.stl」(①) という名称で保存(②)している。

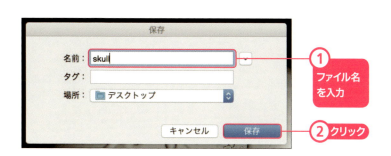

2 皮膚データの作成

　ここからは半透明の皮膚を通して頭蓋骨が見える3D画像を作成してみましょう。
　先ほど頭蓋骨のデータ作成に用いたものと同じCT画像データをそのまま使い、「WL調整」で皮膚が表示されるように設定を変えることで、皮膚の3Dデータを作成します。ただし、さきほど頭蓋骨のデータを作る際は余計な物体が表示されていなかったため、データの削除作業は発生しませんでした。今回皮膚を3Dデータ化する場合は、撮影時に体を固定するために使用したテーブルなどの余分なデータの削除作業が必要です。
　「3Dボリュームレンダリング」を実行後、「WL調整」で皮膚やその他のデータが見えるように調整し、さらに「焦点を中心に回転」で様々な角度で確認します。

Step 1　2Dビューアのツールバーから「2D/3D 再構成ツール」（①）内の「3Dボリュームレンダリング」（②）を実行する。

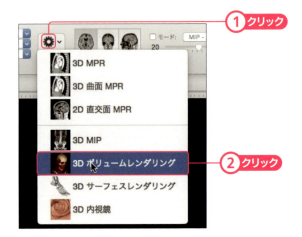

Step 2　3Dボリュームレンダリングが実行され、3Dボリュームレンダリングビューアに切り替わる。「WL調整」で画像のコントラストを変更する。ツールバー「WL調整」をクリックする。

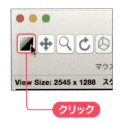

Step 3 表示画像上でマウスを下にドラッグすると、マウスカーソルの移動量に応じてCT撮影時の頭部固定用のテーブルが表示されてくる。このとき画面上方向にカーソルをドラッグすると元の頭蓋骨のみの画像に変化する。このようにして不要なデータの位置を確認する。

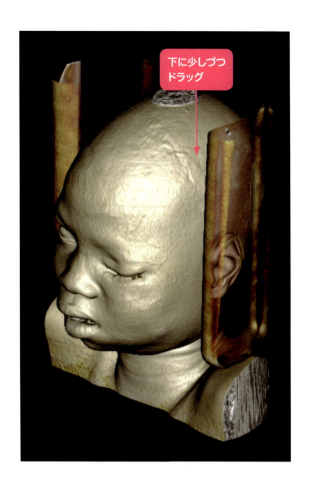

下に少しづつドラッグ

Note

不要なデータを確認する

3Dデータを回転させ、他に不要なデータが存在していないか確認しましょう。データの回転には「焦点を中心に回転」を使います。カーソルがキューブ状に変わったら画像をドラッグして角度や向きを変更します。

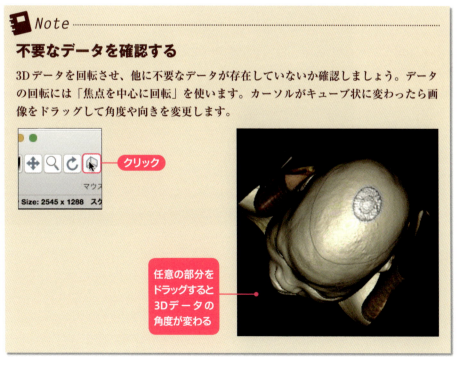

クリック

任意の部分をドラッグすると3Dデータの角度が変わる

3 不要なデータの削除

　今回の作例では頭部だけのデータにするため、テーブルや頸部から下のデータは不要です。これらのデータの削除には「鋏」を使います。

Step 1 ツールバーの「鋏」をクリックする。

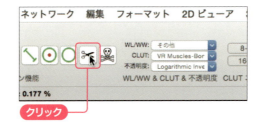

クリック

Step 2 「鋏」のループ（緑色の線）で囲む（①）。「return」キーを押す（②）と囲んだ箇所以外が切り取られる。同様に「WL調整」や「焦点を中心に回転」を使い、このほかの不要な箇所のデータを削除していく。

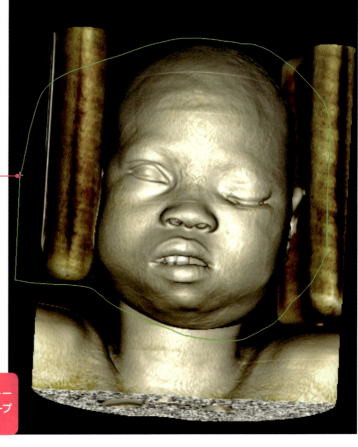

① ドラッグ、あるいはクリックの連続で、削除する箇所の周囲をループで囲む

② 「return」キーを押してループの中を残す

Step 3　データ削除のコツとして、ツールバーの「表示方向」エリアで「軸位断」「冠状断」「左矢状断」「右矢状断」を活用し、三方向から確認すると不要なデータの見落としを減らせる。直角の三方向、サイコロで言えば正六面体各側面から確認し、周囲の余分なデータが残らないように削除する。

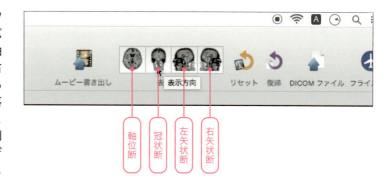

Step 4　「軸位断」で下方から頭蓋骨を見上げる位置に視点を変更する。

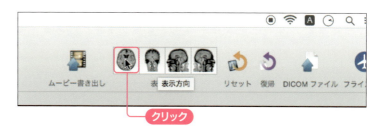

Step 5　「WL調整」（「[2] 皮膚データの作成」p.138の手順参照）で頭蓋骨周辺の透過度を変え、余分なデータがどこにあるのかを確認する。その上で「鋏」で切り取る。

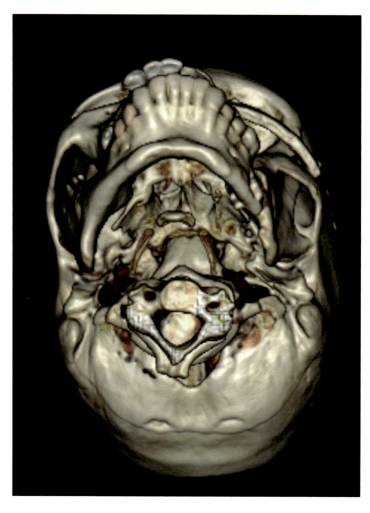

Step 6　ツールバーから「表示方向」の「左矢状断」をクリックし、頭蓋骨左側面に表示を変更する。

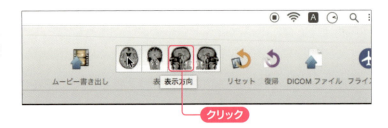

Step 7　頭蓋骨左側面から頭部以外の不要なデータの有無を確認する。Step2と同様、「WL調整」と「鋏」で余分なデータがあれば削除する。データ削除完了後、ウインドウの「閉じる」をクリックし、3Dボリュームレンダリングビューアを閉じる。

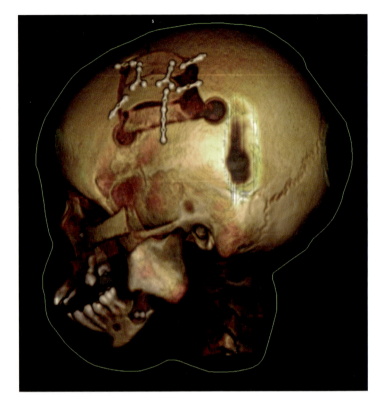

Step 8　2Dビューアでマウスホイールを使いスライスを上下に移動し、断面を移動して削りすぎていないか確認する。削りすぎている場合は、最初からやり直す。

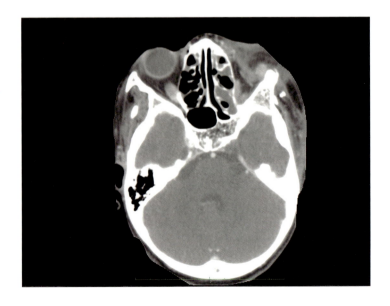

4 3Dサーフェスレンダリングの実行

　余分なデータの削除が完了したら、3Dサーフェスレンダリングを実行し、皮膚の3Dポリゴンデータを作成します。

Step 1 ツールバーから「2D/3D再構成ツール」（①）内「3Dサーフェスレンダリング」（②）を実行します。

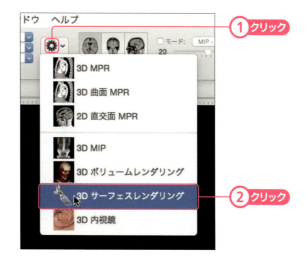

Step 2 「品質」パネルが表示されるが、特に設定は変更せず、「OK」をクリックする。「3Dサーフェス処理中…」というメッセージが表示され、処理が始まる。

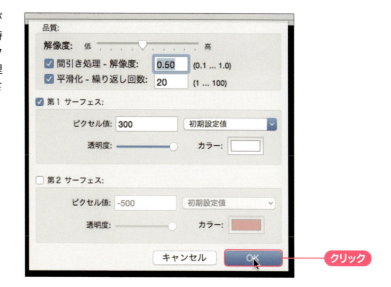

Step 3　頭蓋骨の3Dデータが表示された。マウスボタン機能で回転、拡大して細部を確認すると眼窩の下などデータが粗い部分がある。

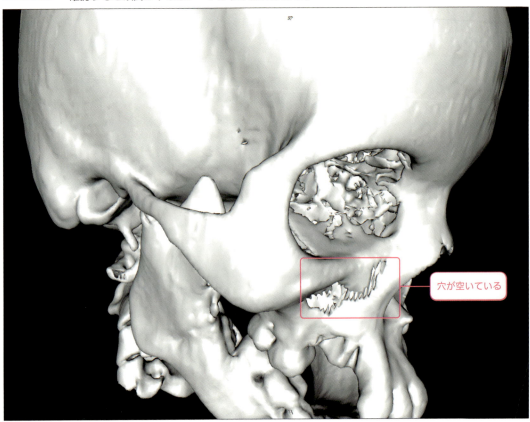

穴が空いている

Step 4　ツールバーから「サーフェス設定を変更」を実行。

クリック

Step 5　「品質」パネルの数値を変更する。「間引き処理 - 解像度」（①）、「平滑化 - 繰り返し回数」（②）、「第1サーフェス」エリアの「ピクセル値」（③）、そして「カラー」（④〜⑥）を設定する。「OK」をクリック（⑦）。

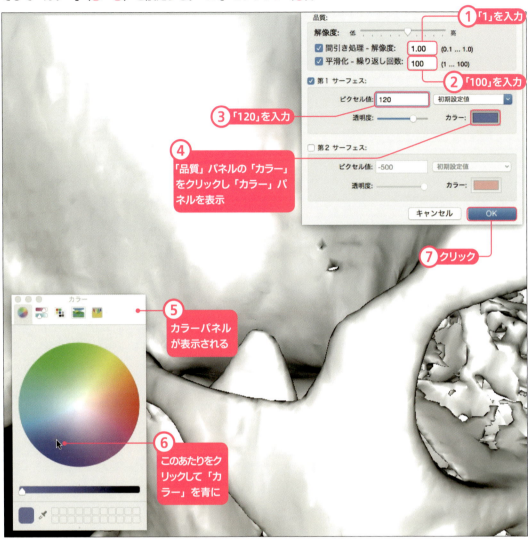

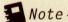 Note

ピクセル値とは

「第1サーフェス」エリアの「ピクセル値」は、CTデータからどの部位を描画するのかを設定するものです。なお、「ピクセル値」は、同じ患者で同じ日に撮影したデータであっても、CTスキャンの操作タイミングや機器が使用する電源の電圧変動、患者の体動などの影響でCT撮影毎に様々な条件が変化します。この「ピクセル値」の変化によって3Dデータの解像度や平滑度も変化します。入力ボックス脇の「初期設定値」プルダウンメニューから「CT-皮膚」「CT-骨」「CT-メタル」が選べますので、そちらから設定することもできます。
水が0、空気がマイナス、骨がプラスと知っていると役立ちます。

Step 6　3Dサーフェスレンダリングが行われ、青い頭蓋骨が表示された。このようにサーフェスレンダリングでは色を指定することができる。

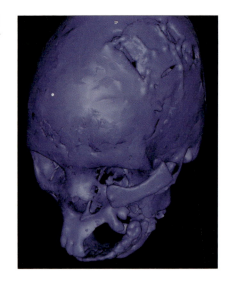

Step 7　今度は皮膚の色をピンクに、頭蓋骨を白にそれぞれカラーを設定する。皮膚をピンクで描画することでどこまでが筋肉であるか判別が可能になる。Step4を参考に「品質」パネルを開き、骨と皮膚の「ピクセル値」「カラー」などを設定する（①〜⑨）。

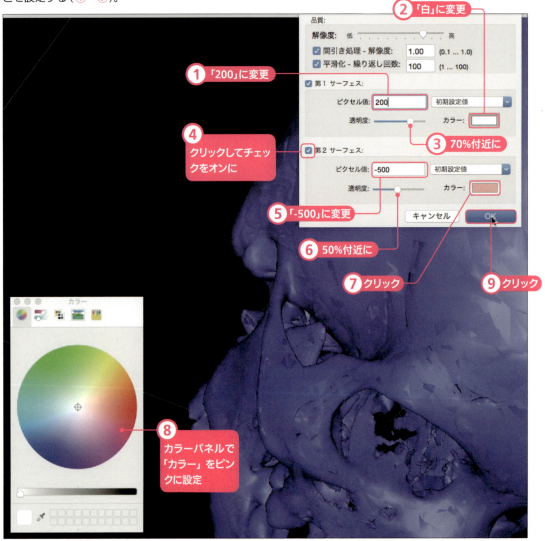

① 「200」に変更
② 「白」に変更
③ 70％付近に
④ クリックしてチェックをオンに
⑤ 「-500」に変更
⑥ 50％付近に
⑦ クリック
⑧ カラーパネルで「カラー」をピンクに設定
⑨ クリック

Step 8　3Dサーフェスレンダリングが完了した。
ピンクの半透明の皮膚越しに白い頭蓋骨が表示されている。

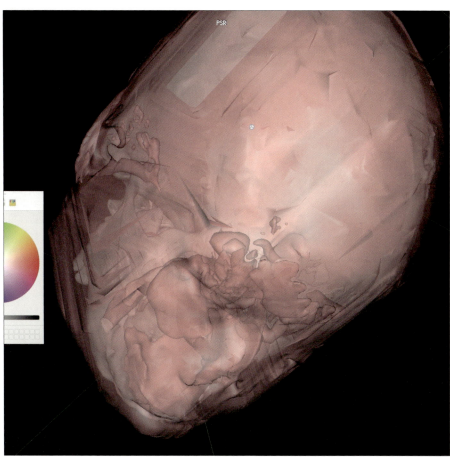

Step 9　STLファイルに保存する。ツールバーから「3D-SR書き出し」をクリック（①）しプルダウンメニューから「STLに書き出し」（②）を選択。

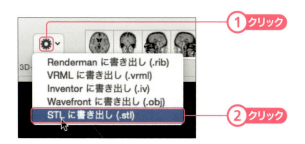

Step 10　作例では「2.stl」（①）という名称でデスクトップに保存（②）している。なお、STLファイルには色情報が保存されない。

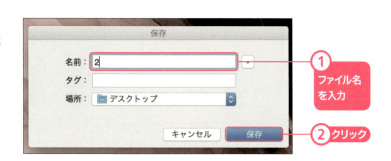

第3章

2 不要箇所の慎重な削除による下顎の抽出

歯科用途以外でCT撮影されたデータから、下顎のデータを作るには
どうしたらいいのでしょうか。
OsiriX、あるいはMeshmixerがあれば容易に作成できます。

完成見本と目標

歯科医からの依頼でCT撮影をする場合、口を開け上下の歯が離れた状態で撮るのが一般的です。しかし普通は上顎と下顎を閉じてCTを撮るため、上下の歯がデータ上は一体として描画されている場合があります。本節では、このように上下の歯が一体になっている顎のCTデータから、OsiriXを使用して下顎のみのデータを作成する方法を解説します。

注意点としてサンプルのCT画像は、歯に詰め物がないためきれいに写っていますが、金歯や金属部材を使用した詰め物などがあるとCT撮影時にハレーションが発生し、画像が乱れる場合があります。

なお、本節のデータを3Dプリンターで造形する場合、原寸大で出力すると材料費やサポート材によるコストが高くなります。用途に応じて出力サイズを適宜選択することをお勧めします。

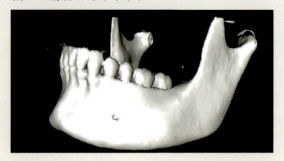

使用するデータ

INCISIX／Dentascan 0.75 H60s

なお、入手先とDICOMデータの読み込み方法は、「第1章 OsiriXと3Dアプリケーションの基本操作」の「4 OsiriXへのサンプルデータ読み込みとカスタマイズ」（p.20）を参照してください。

1 データの読み込みと3Dボリュームレンダリング

あらかじめデータベース登録済みのDICOMデータサンプル「Incisix」内「Dentascan 0.75 H60s」をデータベースから読み込みます。その後3Dボリュームレンダリングを実行します。

Step 1 「Incisix」を2Dビューアで読み込んだ状態。

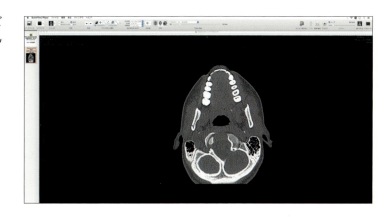

Step 2 ツールバーから「2D/3D再構成ツール」をクリック（①）し、プルダウンメニューから「3Dボリュームレンダリング」をクリック（②）する。

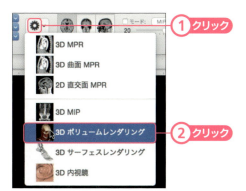

Step 3 3Dボリュームレンダリングビューアが開き、顎の部分の3Dデータが表示された。

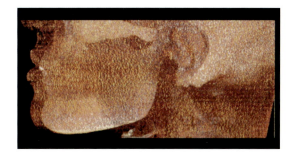

> **Note**
> ### WL調整の初期化
> WL調整について、OsiriXの環境設定によっては以前の操作時の透過度で表示され、解説に従った操作ができない場合があります。このような場合は「WL/WW」脇のドロップダウンリスト内「WL & WW 初期値」をクリックし初期化します。

2 画像の調整

「WL調整」をクリックし、マウスカーソルを上に少しずつドラッグします。これにより顎周辺のウインドウレベルを変化させ、データの状況を確認します。骨が表示されるようになったら見やすいように「陰影づけ」をクリックします。

Step 1 「WL調整」をクリック。

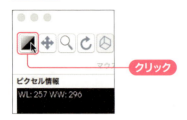

Step 2 マウスカーソルを画像の上に置く。

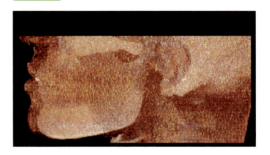

Step 3 ドラッグして上に移動すると筋肉が消えて骨が見えてきた。

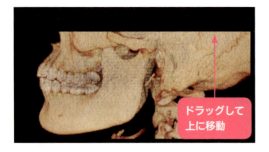

Step 4 ツールバーで「陰影づけ」にチェックがなければ、「陰影づけ」をクリック。

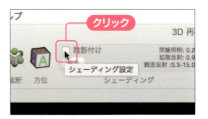

Step 5 画像に陰影が付いた。

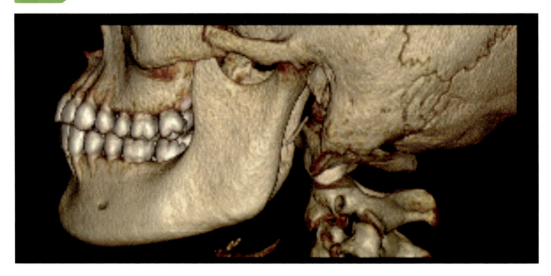

3 「鋏」による削除

　目視で確認しながら、上顎と下顎を「鋏」で切り離します。まず、「表示方向」で「冠状断」をクリックし、顎正面に移動します。上下の歯が繋がっているようでも拡大するとすきまがあるのがわかります。ただし、作例のデータの場合、一回の作業で切り取るのは難しいデータのため、何回かに分けて切り取ります。

　マウスボタン機能「鋏」をクリックします。「鋏」で断面の始点と終点でクリクし、そこから上側をループ（緑色の線）で囲み、下顎の歯を残すように囲んでいきます。

　ループの指定方法は切り取るエリアをなぞりつつドラッグで指定することもできますが、クリックを断続的に行うことでクリックした二点間を結びながら指定する方法も可能です。連続的に指定すると上手くできない場合はこの方法を試してみるといいでしょう。範囲指定が完了したら「return」キーを押します。

Step 1　「鋏」をクリック。

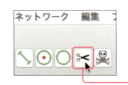

クリック

Step 2　下顎を囲むように、ドラッグあるいはクリックでループの範囲指定をする。

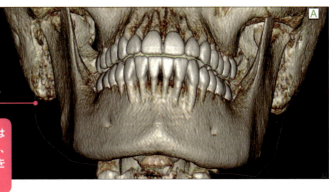

ドラッグ、あるいはクリックの連続で、残す箇所の周囲をループで囲む

Step 3　範囲指定箇所のみを残すことができた。

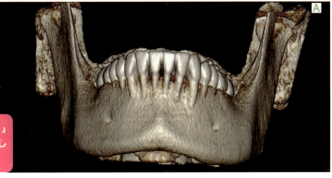

「return」キーを押して確定

4 角度を変える

　引き続き角度を変えて削除を続けます。マウスボタン機能「焦点を中心に回転」で回転させ、今回使用しない口腔部奥側のデータをすべて削除します。その後、正面からだけではなく、下からのぞき込むように「焦点を中心に回転」で回転させ、正面からは影になっている縦軸方向の余分なデータを探して削除します。引き続き角度を変え、残っている上顎のデータはすべて削除します。

Step 1 ツールバー「焦点を中心に回転」をクリックする。

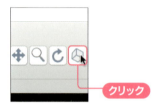

クリック

Step 2 ドラッグし頭蓋骨の向きを口内をのぞき込む角度に変える。

Step 3 ツールバーの「鋏」をクリックする。

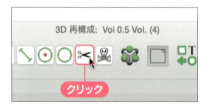

クリック

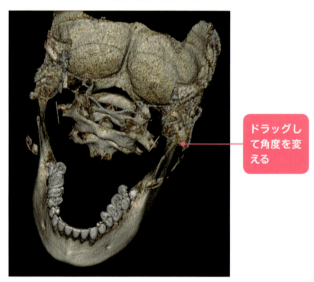

ドラッグして角度を変える

Step 4 削除する範囲を囲み（①）、「delete」キーを押し（②）下顎のみを残す。

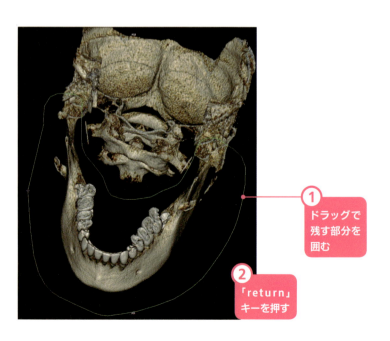

① ドラッグで残す部分を囲む

② 「return」キーを押す

152

Step 5　データが削除された。

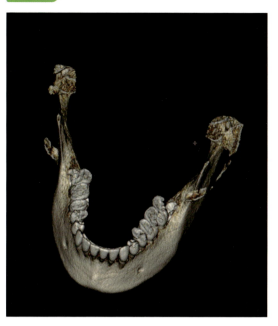

5　効率的にデータを削除するコツ

　「鋏」が削除できるのは見通せる方向のみなので、「焦点を中心に回転」でデータを回転させて、削除できる角度を探します。「鋏」は視線方向後方を全て削除するため、ループで範囲指定した後方に削除するつもりのないものが含まれていないか、注意深く確認します。

　角度を決めたら、今度は「WL調整」をクリックし、マウスカーソルを動かして顎周辺の透過度を変え、「鋏」を使える隙間を探します。慣れないうちは最初から残す範囲ぎりぎりまで削除するよりも、少し遠目に大きく削除していく方法の方が失敗が少ないと思います。

　また、適宜「焦点を中心に回転」でデータを回転させ上下逆さまにすることで削り残したデータを見つけることができます。なお、作業を効率化するため、キーとマウスを使い分けると便利です。筆者は右手でマウス、左手で「delete」キーなどのように両手を使い、削除作業の時短・効率化を図っています。

　また、利き手の角度によって削除のしやすさが変わる場合があります。右手で上向きの弧を描く場合、多くの人は弧の頂点から左側への弧は描きやすいと思いますが、逆に頂点から右側への弧は苦手な方が多いかと思います。ですので削る対象の範囲を画面の左側にくるように表示して作業をすると、削りやすくなることもあります。

| Step 1 | この角度で上の歯を囲むと背景の下顎の骨まで削除されてしまうため、角度を変える。 | Step 2 | WL調整で歯と骨以外もわずかに表示させながら、背景に下顎の骨が入らないように上の歯を「鋏」で囲む。|

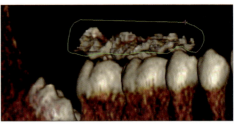

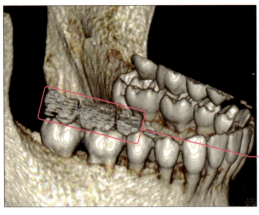

上下の歯が重なっている

6 削除作業の完了

不要なデータが削除され、作業完了です。この状態で3Dボリュームレンダリングビューアを閉じて、2Dビューアに戻ります。

なお、多少不要なデータが残っていても、実際に3Dプリンターで積層造形すると最終工程の洗浄で除去される場合があります。ただ、その不要なデータも実際に出力すれば材料費が掛かりますので、できるだけ除去しておくとコスト削減に繋がります。

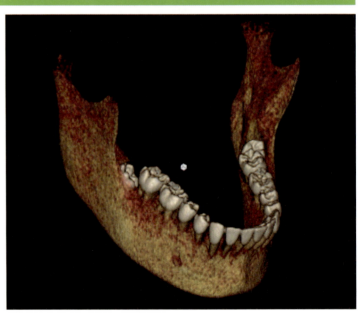

| Step 1 | 作業が完了したので「閉じる」をクリック。 |

クリック

Step 2 2Dビューアに戻った。

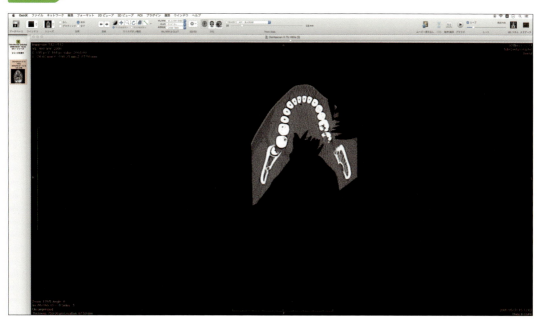

7 3Dサーフェスレンダリングの実行

3Dボリュームレンダリングビューア上で下顎のみのデータを作成したら、次に3Dサーフェスレンダリングを実行し、表面のみのデータを作成します。

Step 1 3Dサーフェスレンダリングを実行する。

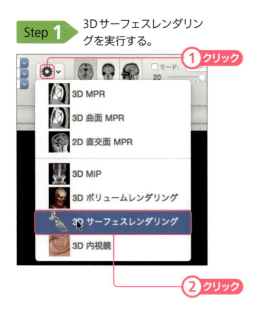

Step 2 「品質」パネルが表示されるので、初期設定のまま「OK」をクリック。

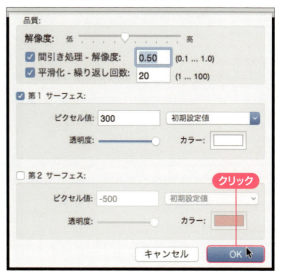

Step 3　3Dサーフェスレンダリングが完了した。

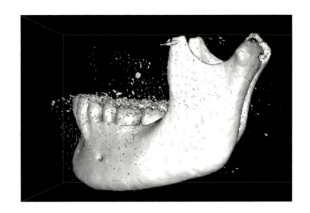

8　細かな不要部分の除去

　下顎の3Dデータ周辺に浮かんでいるのは不要部分です。細かい不要部分を除くために、レンダリングの設定値を調整します。具体的にはツールバーの「サーフェス設定」をクリックし、「品質」パネル内「第1サーフェス」の「ピクセル値」を調節します。なお、データに粗い部分が見られる場合、平坦化処理を実行します。「サーフェス設定」をクリックし、「品質」パネル内「平滑化・繰り返し回数」の値を調節します。作例では「100」を入力しています。

Step 1　「サーフェス設定」から「品質」パネルを呼びだし、設定を変える。

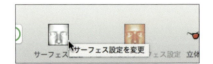

Step 2　不要部分を消すため「サーフェス設定」をクリックし、「品質」パネル内「第1サーフェス」の「ピクセル値」へ「400」を入力する（①）。「平滑化・繰り返し回数」は初期値のまま。「OK」をクリック（②）。

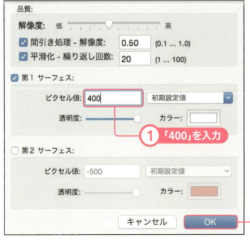
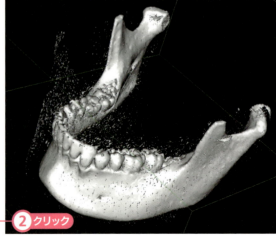

Step 3 　不要部分は消えてきたがまだデータに粗い部分があるので、平坦化処理を実行する。「品質」パネル内「平滑化・繰り返し回数」の値を調節する。作例では「100」を入力（①）。「OK」をクリック（②）。

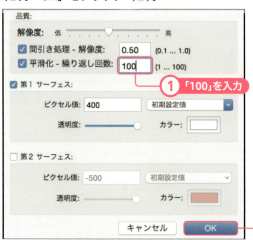

Step 4 　不要部分が除かれ、下顎が完成した。

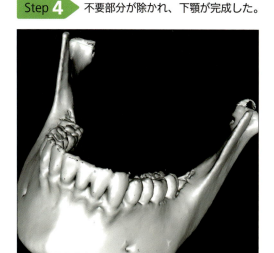

9 ファイルの保存

下顎のみのデータが完成したので、最後にSTLファイルに保存します。

Step 1 　ツールバーから「3D-SR書き出し」をクリック（①）し、プルダウンメニューから「STLに書き出し」をクリック（②）。

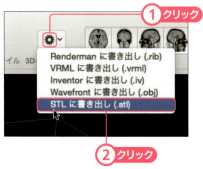

Step 2 　「maxilla」と入力（①）してデスクトップに保存（②）する。

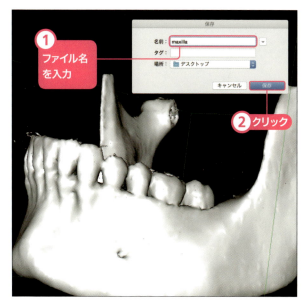

3 Meshmixerで行う上顎の抽出

第3章

前節ではOsiriXを利用し、CT画像から得た下顎のみの3Dポリゴンデータを作成しました。本節ではSTLファイル書き出し後にMeshmixerを使って上顎のみの3Dポリゴンデータを作成します。

完成見本と目標

Meshmixerを利用してSTLファイルを加工し、目的の部位のみのモデルを作成する方法を解説します。具体的にはMeshmixerのスカルプト機能を使い、顔の下半分から下顎のデータを削除し上顎の骨だけの3Dポリゴンデータを作成します。OsiriXでデータを加工するのが困難な場合は、Meshmixerを使うと容易に作業できます。

特にMeshmixerはMac用アプリケーションのみならずWindows用も提供されています。MeshmixerをWindowsに導入しておくことで、3Dポリゴンデータの加工が可能な環境をより広範囲に構築することも可能です。

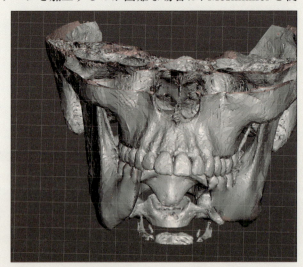

使用するデータ

INCISIX／Dentascan 0.75 H60s

なお、入手先とDICOMデータの読み込み方法は、「第1章 OsiriXと3Dアプリケーションの基本操作」の「4 OsiriXへのサンプルデータ読み込みとカスタマイズ」（p.20）を参照してください。

1 OsiriXでDICOMデータからSTLファイルを作成する

　MeshmixerはDICOMデータを直接取り扱えないため、最初にOsiriXでDICOMデータからSTLファイルを作成する必要があります。最初にOsiriXを起動し、あらかじめデータベースに登録済みのDICOMデータ「Incisix」を読み込みます。その後「3Dサーフェスレンダリング」を実行し、作成した3DポリゴンデータをSTLファイルとして保存します。

Step 1　「Incisix」をOsiriXの2Dビューアで読み込んだ状態。

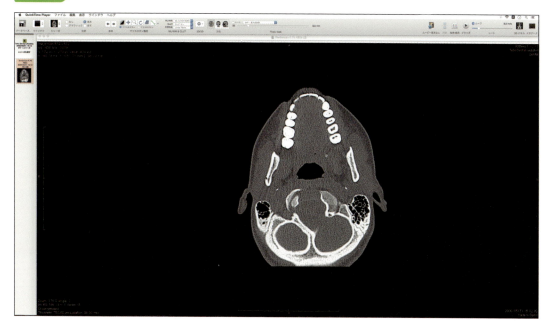

Step 2　ツールバーから「2D/3D再構成ツール」をクリック（①）し、プルダウンメニューから「3Dサーフェスレンダリング」をクリック（②）する。

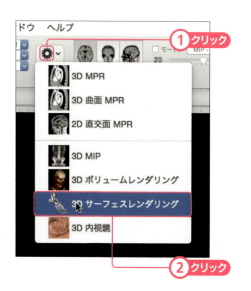

Step 3　「品質」パネルが表示されるので、「第1サーフェス」の「ピクセル値」へ「400」（①）を、「平滑化・繰り返し回数」へ「100」（②）を、それぞれ入力し、「OK」をクリック（③）。なお、ここで入力した数値は前節で設定に使用した数値を利用している。

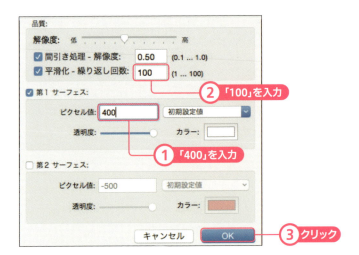

Step 4　上顎と下顎の3Dサーフェスレンダリングが実行された。

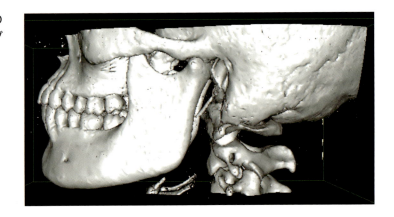

Step 5　ツールバー「3D-SR 書き出し」をクリック（①）し、プルダウンメニューから「STLに書き出し」をクリック（②）。

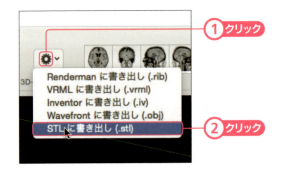

Step 6　「jaw2.stl」と入力してデスクトップに保存する。

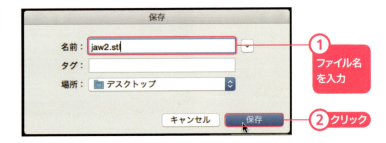

2 Meshmixerの起動とデータの読み込み

　Meshmixerを起動します。作例ではデスクトップ上に置いた「jaw2.stl」をDock上のMeshmixerにドロップし、起動しています。また、別の方法として、Meshmixerを起動し、インポートをクリックして「jaw2.stl」を保存先のフォルダより読み込む方法もあります。

Step 1 「jaw2.stl」をDock上のMeshmixerにドロップ。

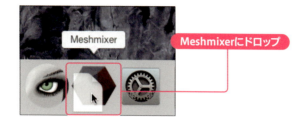

Step 2 Meshmixerがデータを読み込んだ状態で起動した。

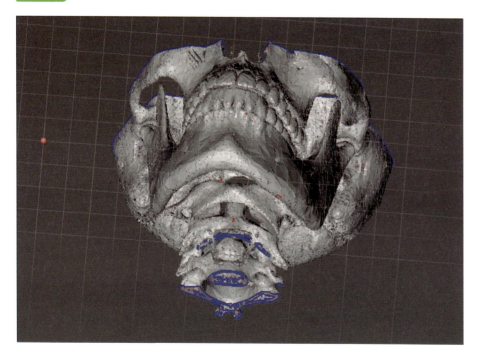

> **Note**
> **ウインドウ内の操作方法**
> ウインドウ内に表示させた物体は、右クリックしながらのドラッグで縦横への回転、センターホイールの手前回転で拡大、同じく奥側回転で縮小が可能です。

3 ブラシツールによる削除

　下顎を削除するにはここではブラシツールを使ってみましょう。モデルを溶かすように消していく方法を用います。左側のツールバー「スカルプト」内の「ブラシ」パネル内「シュリンクスムージング」を使います。慣れていないと分かりにくいのですが、アイコンのデザインは「出っ張っているブルーの部分を実線のように引っ込ませる」という動作を意味しています。また、同ツール内「プロパティ」パネルの「強度」「サイズ」「奥行き」で作用の強さ、大きさ、深さを変更できます。

Step 1　左側のツールバー「スカルプト」をクリック（①）し、「ブラシ」をクリック（②）してパネルを表示。

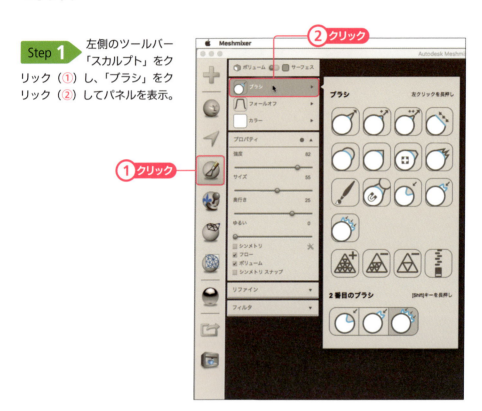

Step 2　「ブラシ」パネル内「シュリンクスムージング」をクリック。

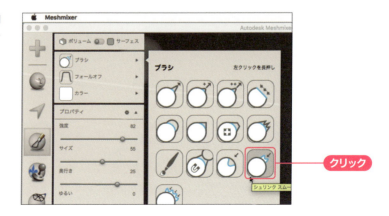

Step 3 「プロパティ」パネルの「強度」「サイズ」「奥行き」の各スライダーでブラシの効果を調整。「強度」はブラシの強度を指定するもので、作例では「91」と強めに設定している。「サイズ」はブラシのサイズを指定するもので、作例では「43」と設定している。「奥行き」は削る深さを指定するもので、作例では初期設定の「0」で使用している。

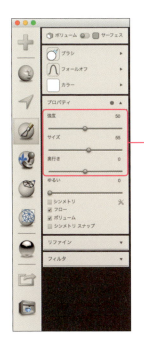

ブラシの効果を調整

Step 4 STEP3でのブラシの設定で、下顎の歯根部をドラッグしたもの。右の画像では犬歯から前歯にかけて見えている歯根部が、右下の画像では球状にえぐられて削除されていることがわかる。なお、一気に大きく削る場合は、STEP3で「強度」「サイズ」「奥行き」の値をより大きくする。

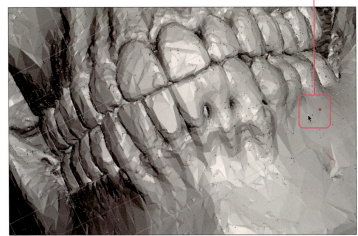

ブラシの中心

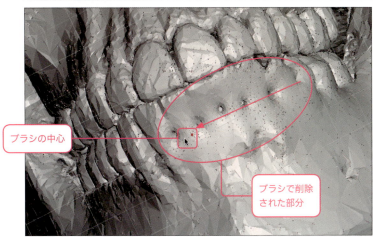

ブラシの中心

ブラシで削除された部分

4 ブラシの効果を調整しながら削る

　ブラシの効果を調節するには、これから削る予定の下顎の先などで試しながら、作業しやすいようにそれぞれのパラメータを試行すると良いでしょう。「シュリンクスムージング」で削る場合、「奥行き」は最小限にしておくと、上顎に近づいた場合でも削る深さが小さくなります。これによりうっかりミスによる削りすぎをできる限り防ぐことができます。反対に思い切って広範囲を削る場合は「奥行き」を大きくしておくと効率よく削ることができます。

Step 1　慎重に削る。消しすぎたら「command」+「Z」キーでやり直しできる。

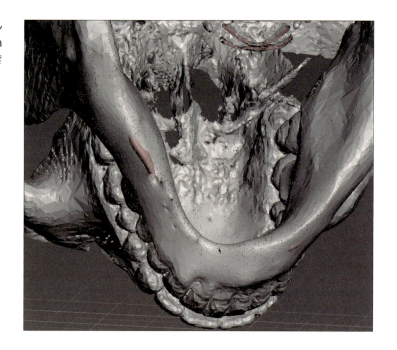

Step 2　削る部位にあわせてデータの角度や向きを変え、ブラシの効果も調節する。上下の歯が繋がっている部分を削る際は、上顎の前歯を削らないように「強度」「サイズ」「奥行き」の値を小さめに変え、ブラシの効力を弱めに設定している。この作業を繰り返し完成させる。

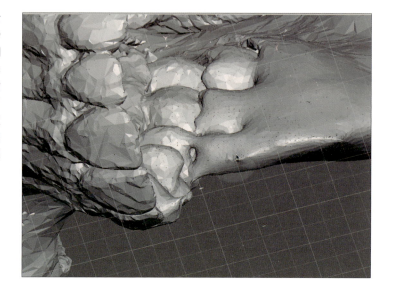

第3章

4 肺とがんのモデルをMeshLabで合成

術前検討会や手術時に、臓器や血管と患部との位置関係がわかる模型や3Dデータがあると、とてもイメージが掴みやすいものです。

完成見本と目標

　本節では肺とがんのデータをそれぞれ別個に抽出し3Dポリゴンデータ化し、その後に合成する方法を解説します。肺とがんを別個の3Dポリゴンデータとして作成する理由は、正常な肺とがんを区別するためです。例えば本節の作例の場合、肺と血管や気管およびがんを含む切除するべき範囲を見分けるためには、これらを別個のデータとして作成することが重要です。肺とがんを別のデータに分けることで、3Dプリンターで出力する際に使用する樹脂を変えて出力することが可能になります。そうすれば肺は透明、がんは白色というようにより区別しやすくできます。

　データの作成手順は次の通りです。
①OsiriXで最初にがん、次に肺のデータを抽出し、別個のSTLファイルとして保存する。
②MeshLabで肺とがんのデータを合成する。

今回、MeshmixerではなくMeshLabを使用する理由は、MeshLabにiOS用アプリがあるためです。滅菌した透明バッグに封入したiPadを手術室に持ち込めば、事前に作成済みの患部周辺の3Dデータを手術中に確認できます。

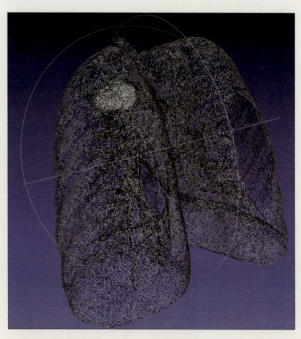

使用するデータ

CARCINOMIX／ARTERIELLES

　なお、入手先とDICOMデータの読み込み方法は、「第1章 OsiriXと3Dアプリケーションの基本操作」の「4 OsiriXへのサンプルデータ読み込みとカスタマイズ」(p.20) を参照してください。

1 がんの抽出のためのデータ読み込みと3Dボリュームレンダリング

　OsiriXのデータベース画面から「Carcinomix」を開きます。作例では最初にがんのデータを作成します。

Step 1 ローカルデータベースウインドウから「Carcinomix」内「ARTERIELLES」をダブルクリックして開く。2Dビューアに人体断面が表示されているので、スライダバーを画面左端（肩甲骨付近）から右（下方向）へ移動する。画像はスライダバーを移動し69枚目を表示させた。がんは55枚目から80枚目付近、右肺内に灰色の塊として描出される。

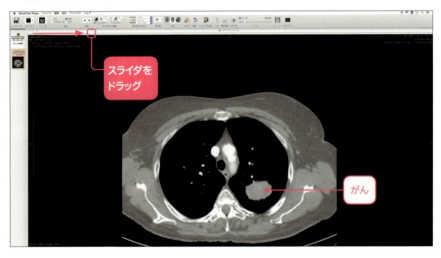

Step 2 ツールバーから「2D/3D再構成ツール」をクリック（①）、プルダウンメニュー内「3Dボリュームレンダリング」をクリック（②）する。

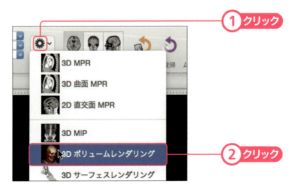

Step 3 ▶ 描画が実行された。

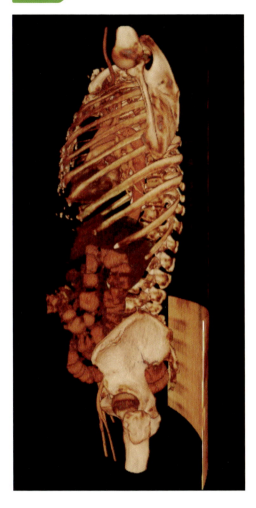

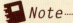

WL調整と画像の操作

3Dボリュームレンダリングビューアで不必要なデータの残存状態を確認する場合は、ツールバー「WL調整」の透過度を変更すると確認しやすくなります。上下のドラッグは透過度の変更で、上にいくほど透過度が高くなります。左右のドラッグはコントラストの変更で、左にいくほどコントラストが高くなります。例えば皮膚が表示されている状態から骨だけを表示させる場合は、マウスを上にドラッグします。

3Dボリュームレンダリングウインドウ内に表示させた物体は、ツールバー「焦点を中心に回転」をクリックすることで、左クリックしながらのドラッグで縦横への回転、右ドラッグしつつマウスを奥側へ移動で拡大、同じく手前側へ移動で縮小が可能になります。

2 がんの抽出作業

　3Dボリュームレンダリングビューアに肺とがんの3Dデータが表示されました。作例では先にがんのみのデータを作成するため、「鋏」を使って肺や血管のデータを削除していきます。その際、「裁断キューブ」と「WL調整」で断面の表示や透過度を変更し、残すべき部分と削除する部分をしっかり見分けるようにします。

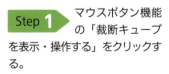
Step 1 ▶ マウスボタン機能の「裁断キューブを表示・操作する」をクリックする。

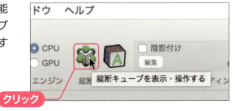

Step 2 ▶ 人体データの周囲に裁断キューブのケージ枠線が描画される。

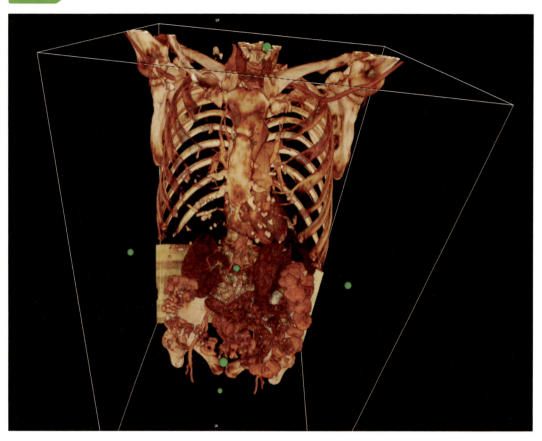

Step 3 ▶ ケージ枠線底面の緑色のポインタを上へドラッグすると、ポインタの色が赤色に変化しケージ枠線の底面が持ち上がってケージ枠線外は表示されなくなる。なお、これは表示エリアを変更しているだけで、「鋏」で削除するのと異なり、データ自体は残っている。

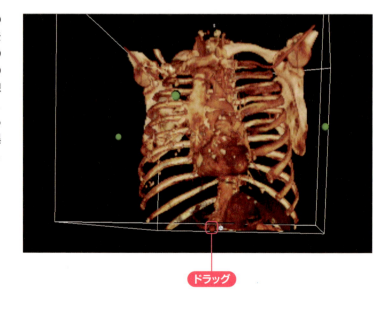

ドラッグ

Step 4 「WL調整」をクリックして透過度を変え、体表面を表示させる。このままケージ枠線側面のポインタをドラッグしてケージ枠線を狭め、体内空間を表示させるとがんが見えてくる。

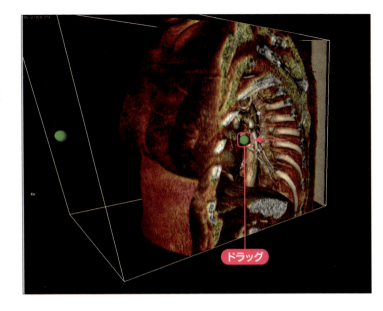

Step 5 「鋏」でがんの周囲のみループで囲む。

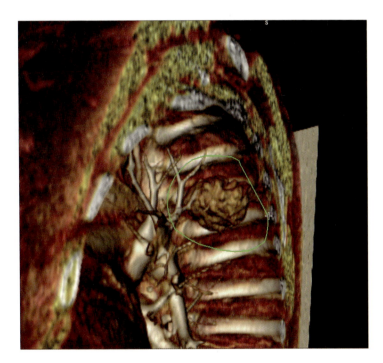

Step 6 囲んだら「return」キーを押し、周囲を削除する。「鋏」によって肺や肋骨などがん以外の部分のデータが削除され、視線方向からがんを中心に円柱状にデータが残った。ただし、この状態ではがんの背後に不要な臓器や骨のデータがあるため、「焦点を中心に回転」で視点を変えてがん背後のデータを確認し削除する。

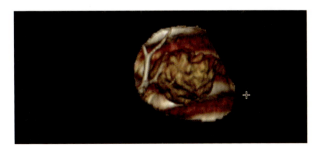

Step 7　がんの後方、視線方向から見て裏側にデータが残っているため、これも「鋏」で同様に削除する。

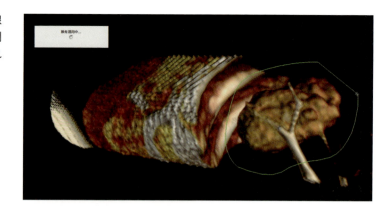

Step 8　がんの部分のみ抽出が完了した。「焦点を中心に回転」で回転させ、余分なデータが残っていないか確認する。

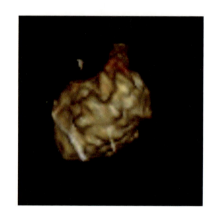

Step 9　この状態で3Dボリュームレンダリングビューアを閉じて、2Dビューアに戻る。2Dビューアでスライダバーを移動させて確認すると、上下のスライスを含め臓器や骨のデータは削除され、がんのデータのみになったことがわかる。

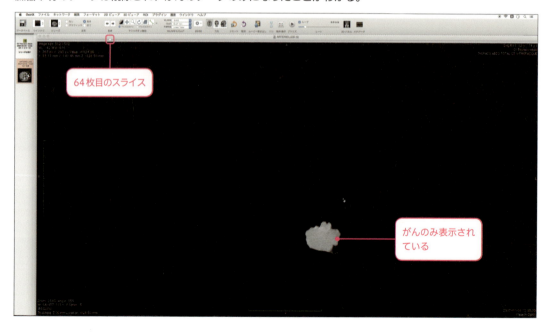

Step 10　表面を平滑にするために、フィルター機能の「Basic Smooth 5x5」（p.50参照）を一度するとよい。

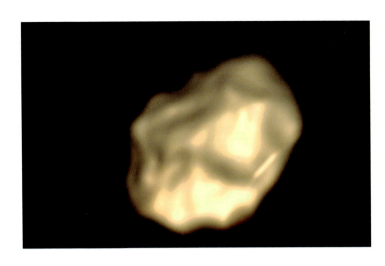

3 がんへの3Dサーフェスレンダリング実施

　がん本体の切り出し作業が完了したら、3Dサーフェスレンダリングでがん表面のデータ形状を整えます。作例は、手術前の形状把握や手術中の位置確認用の参考情報として作成するため、精密さ・正確さはそれほど求めていません。

Step 1　2Dビューアのツールバーから「2D/3D再構成ツール」をクリック（①）し、プルダウンメニューから「3Dサーフェスレンダリング」をクリック（②）する。

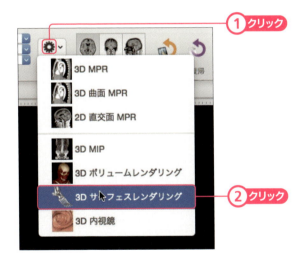

Step 2　3Dサーフェスレンダリングビューアが表示された。一度「品質」パネルを閉じる。

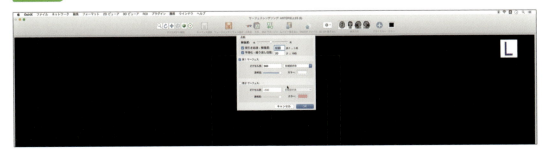

Step 3　3Dサーフェスレンダリングビューアを閉じず、そのまま2Dビューアに戻り、画面上のがんの部分にマウスポインタを持っていきCT値を調べる。CT値は2Dビューアの左上隅の「px Value」を見るとわかる。作例のがんではだいたい「40〜60」くらい。100を超えることはない。

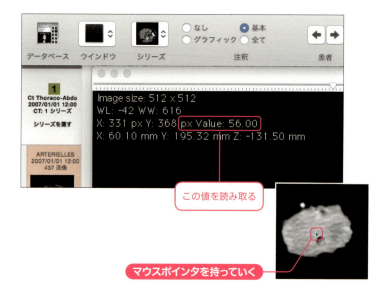

Step 4　3Dサーフェスレンダリングビューアに戻る。「品質」パネル内のパラメータを調整する。作例では「間引き処理・解像度」に「1」（①）を、「平滑化・繰り返し回数」に「100」（②）をそれぞれ入力、「解像度」スライダーを高めに設定（③）。加えて「第1サーフェス」内「ピクセル値」を「30」に変更（④）し、「OK」をクリックする（⑤）。

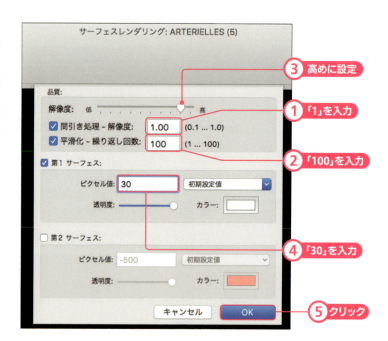

Step 5　がん表面の形状が整った。

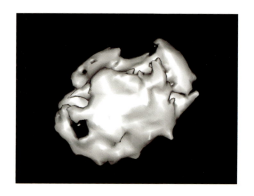

4 STLファイルでの保存

　がんの3DポリゴンデータをSTLファイルとして保存します。データを保存したら、肺の3Dポリゴンデータを作成するため、2Dビューアに戻って削除したデータを復活させます。

Step 1　3Dサーフェスレンダリングビューアのツールバーから「3D-SR書き出し」をクリック、プルダウンメニューから「STLに書き出し」をクリックする。作例では「tumor」と入力（①）してデスクトップに保存（②）している。データを書き出したら3Dサーフェスレンダリングビューアを閉じる。

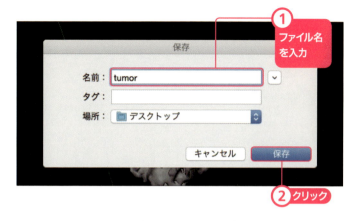

Step 2　2Dビューアが表示される。ここでメニューバー「2Dビューア」（①）内の「シリーズを復帰」をクリック（②）し、がん以外のデータが表示される状態に戻す。

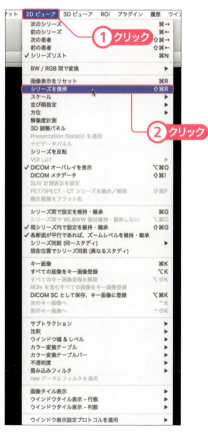

Step 3　スライダバーをドラッグ（①）し69枚目を表示させた。周囲の臓器や肋骨のデータが削除前の状態に戻っている（②）。

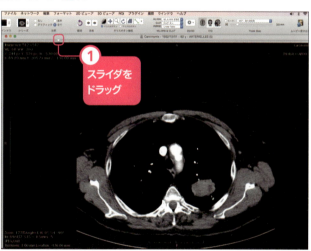

5 肺のデータ作成

　ここからは肺の抽出の作業手順を解説します。実は、このまま「3Dサーフェスレンダリング」を実行しても皮膚と肺の内側だけのモデルを作成することが可能です。ただし、この方法の場合、皮膚のデータを手作業で除去しなければなりません。そこで、もっと楽にできる方法として、白黒反転表示から作成する方法を解説します。そのためには「Invert Data」というプラグインを使用します。

Step 1 白黒反転は、「プラグイン」をクリック（①）して表示されるプルダウンメニュー内の「イメージフィルタ」（②）から「Invert Data」をクリックする

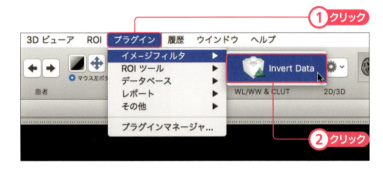

> **Note**
>
> ### プラグイン「Invert Data」が無い場合
>
> 使いたいプラグインがインストールされていない場合は、メニューバーから「プラグイン」内の「プラグインマネージャ…」をクリックし、「プラグインマネージャ」ウィンドウで「ダウンロード」を選択（①）し、「利用可能なプラグイン」をクリックして表示されたプルダウンメニュー中のプラグインを選択し（②）ダウンロードします（③）。なお、プラグインを有効にするには一度OsiriXを再起動する必要があります。

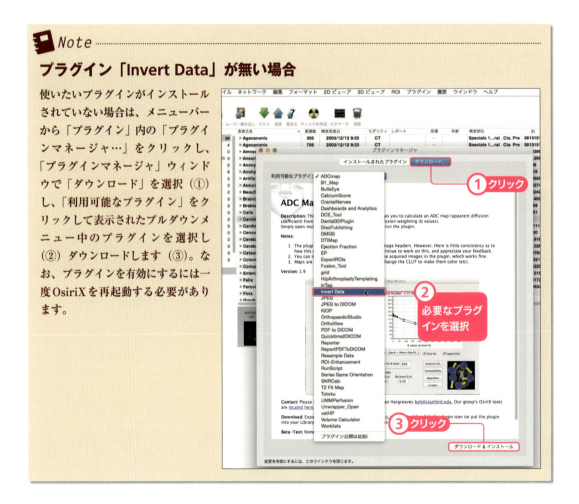

| Step 2 | 白黒の濃淡が反転した。肺や体外の空間部分は白で表現され、がんや器官、骨は黒や灰色で描出されている。

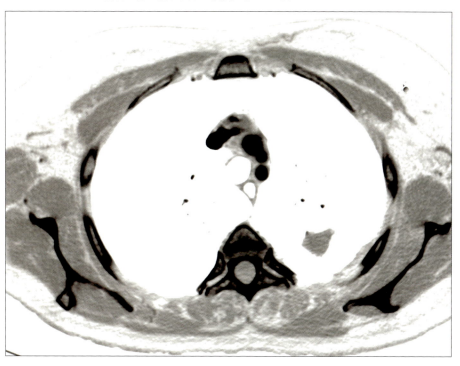

| Step 3 | この状態で3Dボリュームレンダリングを実行する。ツールバーから「2D/3D再構成ツール」をクリック（①）し、プルダウンメニューから「3Dボリュームレンダリング」をクリック（②）する。

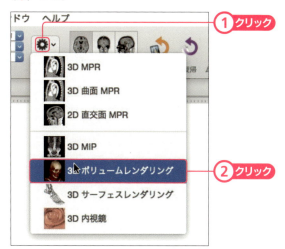

> **Note**
>
> **「CLUT」による反転**
>
> 「Invert Data」と似た機能として「CLUT」（カラールックアップテーブル）のプルダウンメニュー内「B/W Inverse」があります。ただし「B/W Inverse」は画面表示のみの反転であり、データ自体の色調は反転しません。「B/W Inverse」で色調を反転しても3Dボリュームレンダリングや3Dサーフェスレンダリングの処理には反映されません。そのため本作例の作業には不適切であり使用しません。

Step 4 画像反転した状態でボリュームレンダリングを実行すると、キューブ状のデータとして表示される。

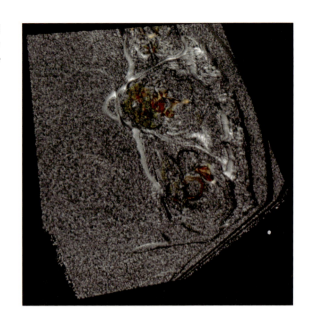

6 不要なデータの削除

　反転表示した状態からの作業はちょっとしたコツが必要です。「WL調整」で透過度を変え、さらに「裁断キューブ」で肺の中の様子を確認しながら、「鋏」で不要なデータを削除していきます。

Step 1 「WL調整」をクリックし、マウスカーソルを上へドラッグして肺周辺の透過度を変えていく。作例の画像程度の透過度になったらドラッグを止める。作例では「WL調整」による透過度の変更（上方へのカーソルのドラッグ）で、肺が白っぽい部分、他の筋肉や臓器は赤で描出されている。

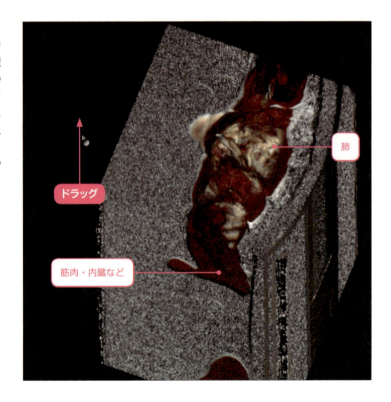

Step 2 「裁断キューブ」をクリックし、中の様子を探っていく。

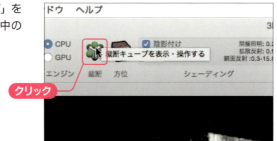

クリック

Step 3 裁断キューブのケージ枠線のポインタで体の前面を移動し中を見ていくと、肺の内側が白く形成されている。キューブ状に表示されたままでは、データの削除をどこから開始すればわかりにくいが、裁断ツールで肺の位置を確認しておくと次の作業が楽になる。

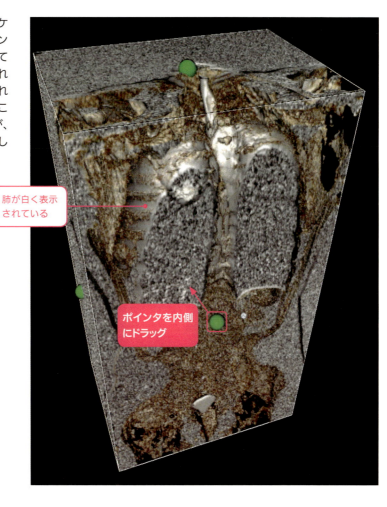

肺が白く表示されている

ポインタを内側にドラッグ

Step 4 「WL調整」で透過度を微調整し、肺の形状がはっきりわかるようにする。

Step 5 「鋏」で肺の周囲のみ切り抜く。囲んだら「return」キーを押して周囲を削除する。

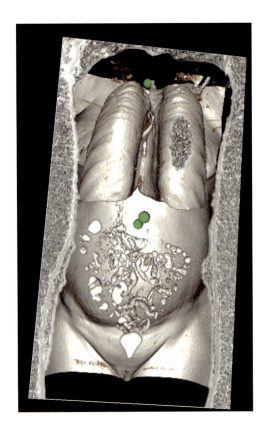

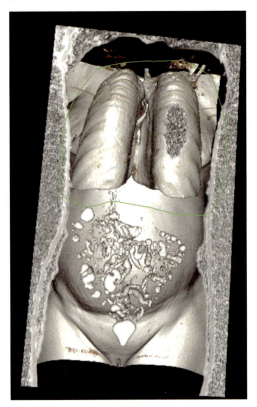

Step 6 削っておいてから「裁断キューブ」をクリックし、ケージ枠線のポインタの位置を肺の外側にドラッグする。

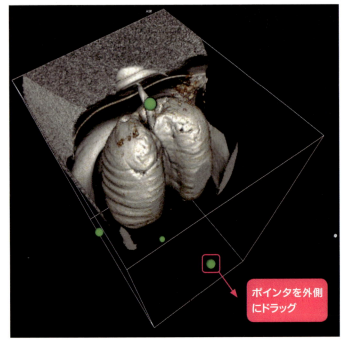

ポインタを外側にドラッグ

Step 7　角度を調整し、肺のみを切り取れる位置で「鋏」で囲み、切り抜く。切り抜く際は一度に大きく削除するのではなく、徐々に残すエリアに近づきながら削除していくと失敗が少ない。

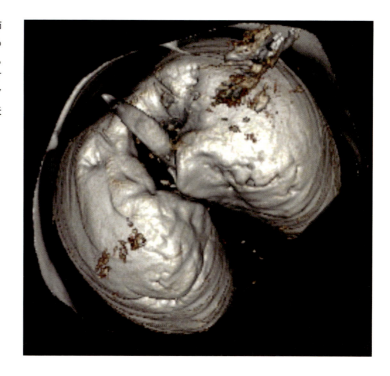

Step 8　肺のみの切り抜きが完成した。3Dボリュームレンダリングビューアを閉じる。

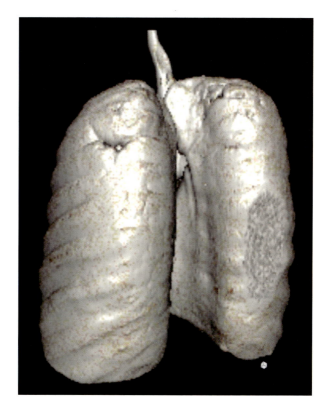

7 3Dサーフェスレンダリングの実行

2Dビューアから「3Dサーフェスレンダリング」を実行し、3Dポリゴンモデルの表面処理のパラメータを設定します。

Step 1 2Dビューアのツールバーから「2D/3D再構成ツール」をクリックし、プルダウンメニューから「3Dサーフェスレンダリング」をクリック。「品質」パネルで初期値のまま「OK」をクリック。

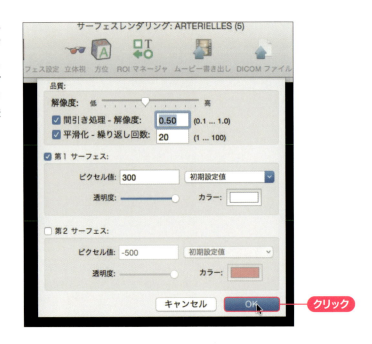

Step 2 きれいに描出できたのでSTLに書き出す。ツールバーから「3D-SR書き出し」をクリック、プルダウンメニューから「STLに書き出し」をクリックする。名前に「lung」と入力（①）して「OK」をクリック（②）。デスクトップに保存し、その後OsiriXを隠す。

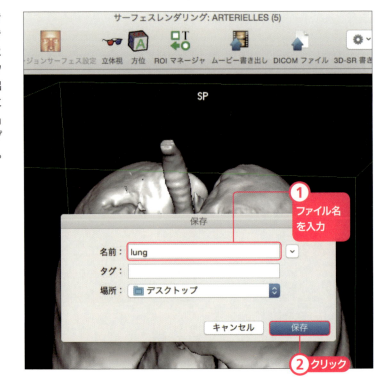

8 MeshLabへのデータ読み込み

　あらかじめインストールしておいたMeshLabを起動し、肺とがんの位置が合っているかを確認します。この作例では両者は同じデータから作成しているため、座標はきちんと合っています。なお、複数の3Dポリゴンデータを合成する場合、異なる撮影時の画像、あるいは同一撮影データでもそれぞれ異なるスライスから3Dポリゴンデータ作成を行った場合はいずれも座標が異なるため、合成しても位置は不正確であることをご注意ください。

Step 1 MeshLabを起動する。

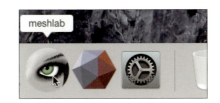

Step 2 MeshLabへデスクトップ上の保存しておいた「lung.stl」をドラッグする。「Post-Open Processing」ダイアログが表示されるので「OK」をクリックする。

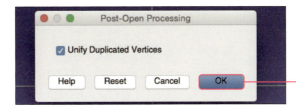

クリック

Step 3 肺が表示された。肺に亀裂が見えるのががんのある場所。

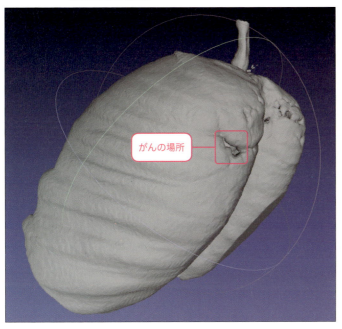

がんの場所

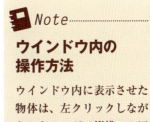

> **Note**
> ## ウインドウ内の操作方法
>
> ウインドウ内に表示させた物体は、左クリックしながらのドラッグで縦横への回転、センターホイールの手前回転で視点の後退、奥側回転で視点の前進が可能です。

Step 4 さらに「tumor.stl」をドラッグする。「Post-Open Processing」ウインドウが表示されるので「OK」をクリックする。

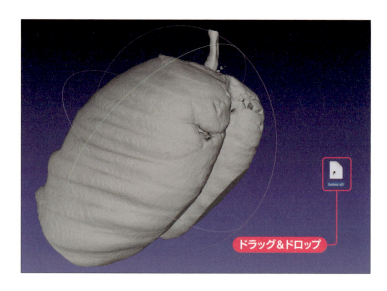

Step 5 肺とがんのデータが重なった。なお、同じ座標系のデータ同士であり、肺の中でがんが正しい位置に収まっているため、この状態ではがんは見えない。

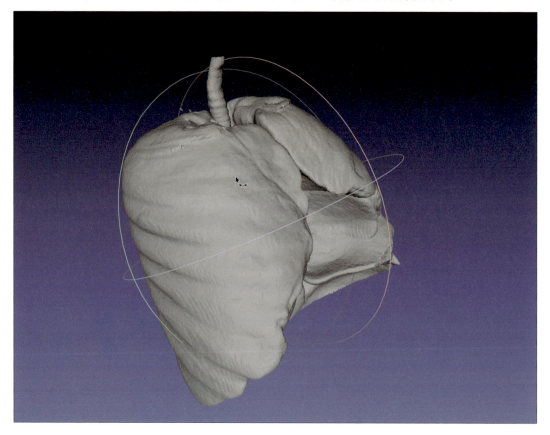

9 MeshLabの表示機能を活用する

　MeshLabのウインドウ右上にファイル名と目のアイコンなどが表示されています。ここをクリックすると肺やがんの表示のオンオフ、表示のワイヤーフレームへの切り替えができます。こうすることで肺とがんの立体的な位置関係が一目瞭然です。作例では一部の気管ががんの中に入っていることがわかります。手術の際、残すべき気管と切除すべき気管の判別が可能になります。

Step 1 肺とがんのデータはパネルで表示状態を設定できる。なお、パネルにはSTLファイルの表示と非表示、Bounding box（枠線表示）、Points（点表示）、Wireframe（ワイヤフレーム表示）、Flat Lines（ワイヤフレーム＋面表示）、Flat（面表示）、Smooth（スムーズ表示）、Texture（テクスチャ表示）の各機能がある。

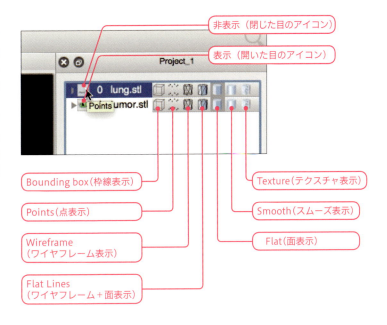

Step 2 肺をドット表示にした状態。肺（Lung.stl）の表示方法を「Points」に、がん（tumor.stl）の表示方法を「Flat」に設定した。この二つのSTLファイルは同一の座標系を持つので、重ね合わせた際に実際の臓器とがんの位置関係を正しく再現している。肺を「Points」にしたことで、手術や患者への説明の際にがんが実際にどのような大きさでどこに位置しているのかを、直感的に把握することが可能になる。また、3Dプリンターで出力する前に、座標系が一致しているかを確認することにも利用できる。

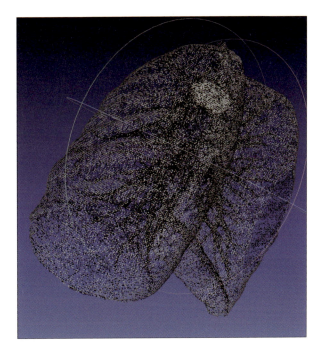

第3章

5 心臓の抽出とMeshLabでの確認

OsiriXを利用することで内臓の3Dポリゴンデータも容易に作成できます。
手術時に必要な血管との位置関係、内臓脂肪の付き具合なども一目瞭然です。

完成見本と目標

本節ではOsiriXを使用して心臓の3Dポリゴンデータを作成します。周囲の臓器や骨など余分なデータを削除し、心臓だけを残す作業方法を解説します。また、解説の中で効率よくデータを作成するために、ツールバーをカスタマイズする方法も併せて紹介します。

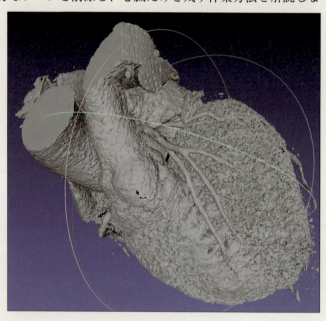

使用するデータ

CARDIX ／ 75.0%

なお、入手先とDICOMデータの読み込み方法は、「第1章 OsiriXと3Dアプリケーションの基本操作」の「4 OsiriXへのサンプルデータ読み込みとカスタマイズ」(p.20)を参照してください。

1 データの読み込み

　データの読み込みと3Dボリュームレンダリングを実施します。心臓の周囲のデータの状況を確認します。

Step 1 ローカルデータベースウインドウから「Cardix」内「75.0％」をダブルクリックして2Dビューアを開く。心臓と周囲の内臓や骨が表示された。

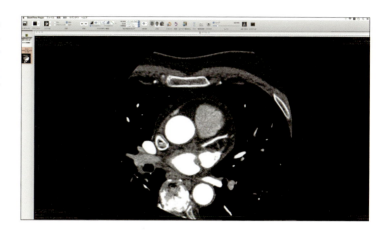

Step 2 ツールバーから「2D/3D再構成ツール」をクリック（①）し、プルダウンメニューから「3Dボリュームレンダリング」をクリック（②）。

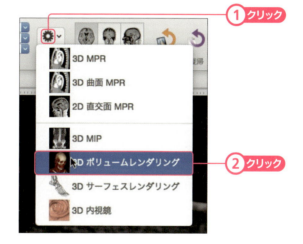

Step 3 3Dボリュームレンダリングビューアの画面が表示された。心臓の周囲に他の臓器や骨の余分なデータが存在しているのがわかる。

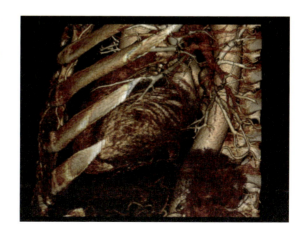

2 背景色の変更

　心臓以外のデータを削除していきます。この際、削除するコツとして背景色の変更をすると背景と陰影の区別が明確になり、作業効率がアップします（背景色のアイコンがツールバーにない場合は次ページNote参照）。OsiriXでは血管など立体物は輪郭線が黒で描画され、作例のように陰影付けを設定している場合もあります。このような配色では背景が黒だとどこまでが立体物の影で、どこから背景なのかがわかりにくい状況です。そこで背景色を明るいグレーに変更します。背景色を明るいグレーに設定する理由は、白色に設定すると「鋏」のループが見えにくくなるためです。

Step 1 ツールバーの「背景色を変更」をクリックする。

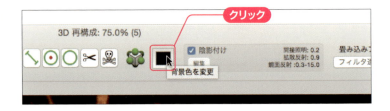

Step 2 「カラー」パネルが表示される。下にあるスライダを黒から明るいグレーにドラッグする。

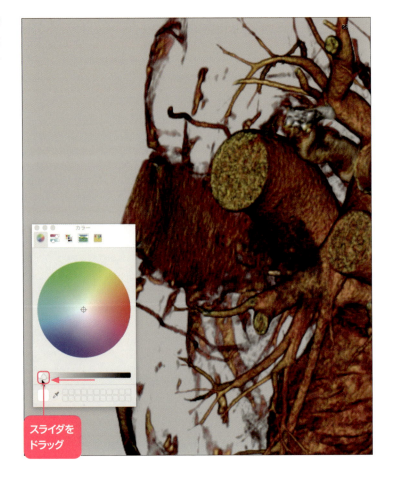

Step 3 　背景色が明るいグレーになった。

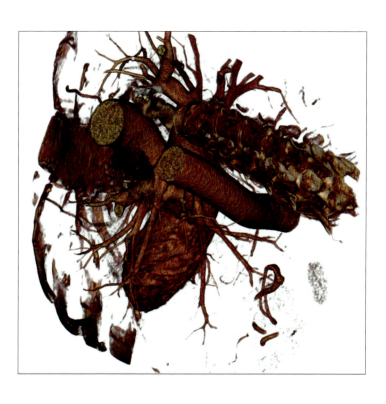

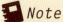 Note

作業効率向上のテクニック

よく使う機能をツールバー上に配置すると作業効率が大きく向上します。メニューバーから「フォーマット」「ツールバーをカスタマイズ」の順にクリックします。また、ツールバー上の何もないところで右ドラッグして「ツールバーをカスタマイズ」をクリックしてもOKです。「よく使う項目をツールバーのドラッグしてください」というタイトルのパネルが表示されますので、使いたい機能アイコンをツールバーにドラッグしたり、使う頻度の低いものを外したり自由に構成しましょう。また、スペースを入れる位置も自由に決められますので、使いやすさの向上を図りたい人はぜひ試してみてください。

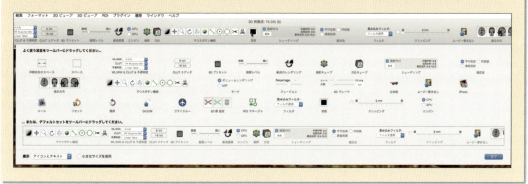

3 不要なデータの削除

ここでは心臓を回転させ、WL調整で透過度を変えつつ不要なデータを削除します。画像の向きや角度の変更は「焦点を中心に回転」を使用し、同時に「WL調整」で心臓周辺の透過度を変えて心臓の大きさを見極めることが重要です。その上で、「鋏」を使える隙間を探し、不要なデータをカットしていきます。とにかく少しずつカットしていき、わからないところは無理にカットしない慎重さが重要です。肺の血管をどこまで残すかもポイントです。細かいパーツを残しても3Dプリンターで出力すると折れてしまうこともあります。それを考慮して大きくカットしてしまうのも方針として考慮すべきです。

Step 1 ツールバーにあるマウスボタン機能の「WL調整」と「焦点を中心に回転」を活用する。

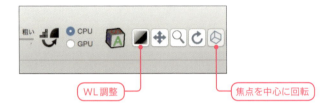

Step 2 「WL調整」「焦点を中心に回転」を使い、角度と透過度を変え、慎重に削除するデータを見極める。

Step 3 不要なデータを確認したら削除する。

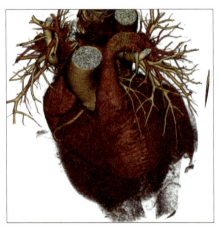
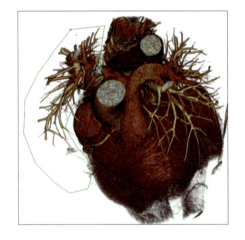

Note

WL調整と画像の向き、鋏の操作

「WL調整」の透過度設定、初期化についての手順は「第2章 レベル1：骨盤の抽出」(p.48)を、「焦点を中心に回転」については同じく「第2章1 レベル1：骨盤の抽出」、「鋏」の操作については「第2章2 レベル2：胸腔・肋骨の抽出」の「「鋏」によるデータの削除と背景色変更」(p.60)を参照してください。

4 血管と内臓脂肪の削除

　引き続き角度を変え、透過度を変えながら慎重に心臓の範囲を見極めてデータをカットしていきます。参考になるのは心臓の周囲に走る冠血管です。これを目安にして削除します。なお、冠血管自体は心筋梗塞の診断の際などでは重要なので削除しないように気をつけます。心臓の周囲には内臓脂肪（中性脂肪）が付加している場合があります。引き続き「WL調整」で心臓の範囲を慎重に見極めて、必要な範囲を残して「鋏」でカットします。

Step 1 冠血管は削除しない。

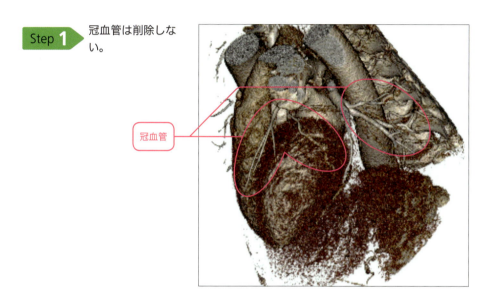

Step 2 内臓脂肪の削除は慎重に。

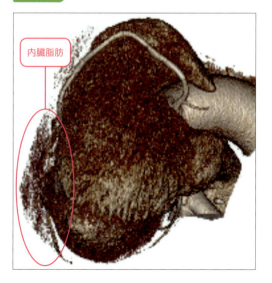

Step 3 3Dプリンター出力後の造形で、尖った部位は手に取ったときに危険な場合があり、また、折れることもあるため、削除する。

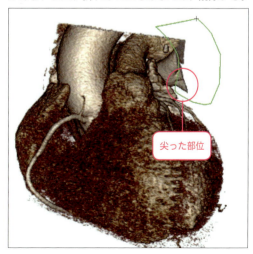

5 3Dサーフェスレンダリングの実行

　データの整形が完成したので、OsiriXの3Dボリュームレンダリングビューアを閉じます。2Dビューアから3Dサーフェスレンダリングを実行します。3Dサーフェスレンダリングを実行後、STLファイルに保存します。

Step 1 OsiriXの3Dボリュームレンダリングビューアを閉じ、2Dビューアに戻る。

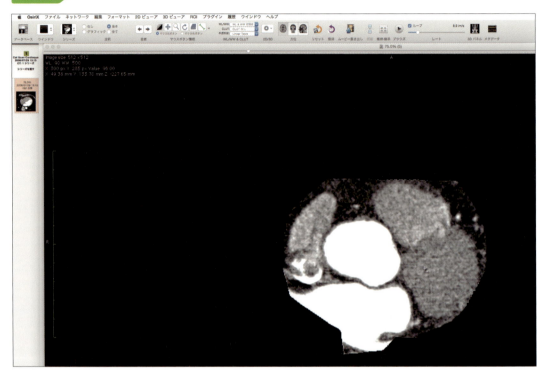

Step 2 2Dビューアのツールバーから「2D/3D 再構成ツール」をクリック（①）し、プルダウンメニューから「3Dサーフェスレンダリング」をクリック（②）する。

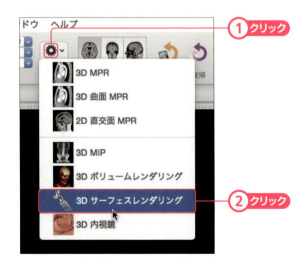

Step 3 「品質」パネル内の「第1サーフェス」の「ピクセル値」を調節する。作例では「100」に設定している（①）。「OK」をクリックする（②）。

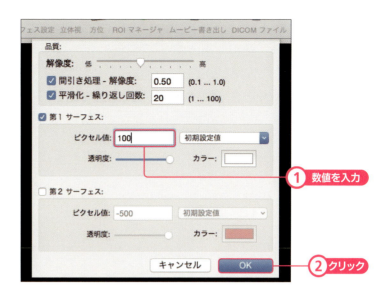

Step 4 心臓が表示された。

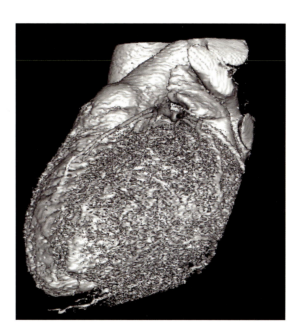

Step 5 心臓のデータをSTLファイルに保存する。ツールバーから「3D-SR書き出し」をクリック、プルダウンメニューから「STLに書き出し」をクリックし、「heart」と入力（①）してデスクトップに保存する（②）。保存したらメニューバーから「OsiriX」「OsiriXを隠す」の順にクリックし、デスクトップを表示する。

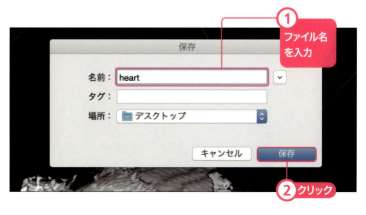

6 MeshLabで見る

　OsiriXで作成した心臓の3DポリゴンデータをMeshLabで見ることにします。解説ではMac用アプリケーションでファイルを開いていますが、iOS用MeshLabでもiTunes経由で転送すれば同様にデータを閲覧することが可能です。つまりMacだけでなく、持ち運びが容易で出先や手術室内に持ち出せるiPadなどタブレット機等でも利用できます。3Dモデリングによる直感的な位置関係の把握がいつでもどこでも確認できる、という大きなメリットがあります。

Step 1 「heart.stl」を右クリックまたは「control」+クリックし、メニューから「このアプリケーションで開く」「meshLab」の順に選び起動する。データ読み込み後「Post-Open Processing」ダイアログが表示されるので「OK」をクリックする。

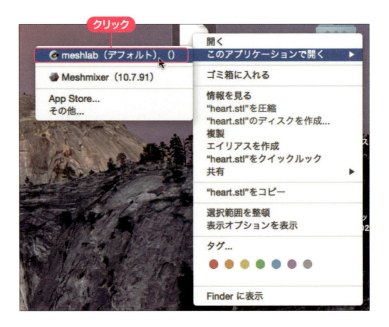

Step 2 心臓が表示された。冠血管もきちんと表示されている。

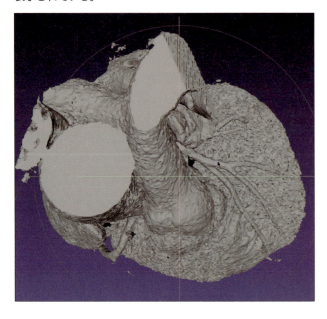

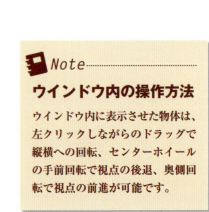

Note
ウインドウ内の操作方法
ウインドウ内に表示させた物体は、左クリックしながらのドラッグで縦横への回転、センターホイールの手前回転で視点の後退、奥側回転で視点の前進が可能です。

6 ROI（関心領域）とリージョングローイングによる大腸の抽出

小腸・大腸のような臓器を3Dポリゴンデータ化するには、
腸内の洗浄や空気注入など撮影時よりさまざまな準備が必要となります。
そうして初めて3Dポリゴンデータを作るための画像を得ることができます。

完成見本と目標

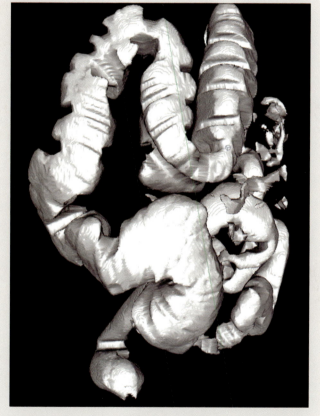

本節では大腸の3Dポリゴンモデル作成について解説します。大腸は3Dポリゴンモデル作成用の撮影について、いくつか手順が必要です。最初に大腸を下剤で洗浄した後、その次に肛門より管で空気や二酸化炭素を注入し、大腸全体を膨らませた状態でCTを撮る必要があります。これは通常状態の大腸は、萎んでいたり便があったりするため、大腸の表面ががんで膨らんでいるのか判別できないためです。そこで空気を入れて撮ることで大腸の壁の表面にがんが膨らんでいるのか、あるいはポリープがあるかどうかが判別できます。この手法は、以前にオバマ大統領ががん検査に際し、内視鏡検査ではなくこの方法を選んだことで話題になったことがあります。

ただし、この方法で撮影したCT画像（2Dデータ）に対し、単純に3Dサーフェスレンダリングを実行しても、大腸のみの抽出はできません。そのままでは周囲の臓器も同時に3Dサーフェスレンダリングで描出されてしまいま

す。そこで大腸だけを抜き出す方法を解説します。

　大腸は蛇行し入り組んだ形状をもった臓器のため、OsiriXで範囲指定をするとかなり複雑になります。そこで第一にOsiriXが持っている機能、「ROI（Region of Interest／関心領域）」を使います。ROIは同一のCT値が連続している場合、それを連続した一連のデータとして抽出できるよう範囲を指定する機能です。第二に「リージョングローイング」という手法を使います。これは一箇所をクリックすると、そこと同じCT値をもったエリアを連続して抽出できる、というものです。

使用するデータ

COLONIX ／ abd 1mm

　なお、入手先とDICOMデータの読み込み方法は、「第1章 OsiriXと3Dアプリケーションの基本操作」の「4 OsiriXへのサンプルデータ読み込みとカスタマイズ」（p.20）を参照してください。

1 データの読み込みとROIの指定

　「COLONIX」を開き、ROIを指定します。この際、使用するのは「3Dリージョングローイング」です。「2Dリージョングローイング」は現在開いているスライスに対しての指定しかできません。それに対して「3Dリージョングローイング」は全スライスに対して指定可能です。

　次に「アルゴリズム」パネルの設定でしきい値を決めます。マウスカーソルを大腸内の空洞部分に持っていくとCT値が表示されます。そこで「しきい値（上限／下限）」で入力するしきい値は、その値が収まるように上限と下限を設定するのがポイントです。他の組織の、例えば脂肪上にカーソルを持っていくと−200や−100となります。この差を覚えておいて、上限と下限を設定します。

Step 1 ローカルデータベースウインドウから「Colonix」内「abd 1mm」をダブルクリックして開く。2Dビューアの画面にする。画像ではスライス340枚目付近を表示させている。

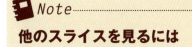

他のスライスを見るには

2Dビューアで他のスライスを見るには、2Dビューアのスライダバーをドラッグ、またはマウスのセンターホイールを動かします。センターホイールを奥側に動かすとスライス後方へ、前側に動かすとスライス先頭方向に移動します。なお、最終スライスまで移動すると自動的に先頭スライスから再度表示し始めます。

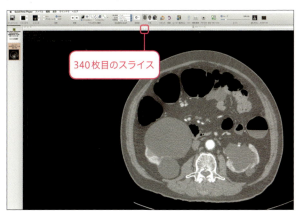

Step 2 メニューバーから「ROI」をクリック（①）し、プルダウンメニューから「リージョングローイング（2D/3D抽出）…」をクリック（②）。

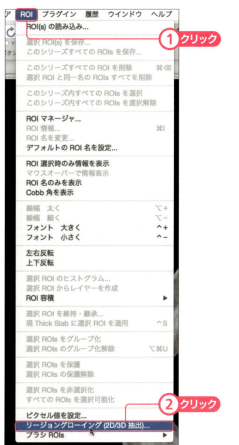

Step 3 「抽出パラメータ」パネルが表示される。「3Dリージョングローイング」オプションボタンを選択（①）し、「アルゴリズム」をクリックし、プルダウンメニューから「しきい値（上限／下限）」を選択（②）する。「しきい値下限」に「−1300」と入力（③）し、さらに「しきい値上限」に「−300」と入力（④）する。

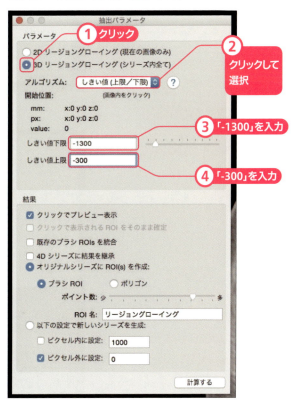

Step 4　全て入力したら大腸の黒い空間をクリックすると、ROIが指定されて緑色に変わる。

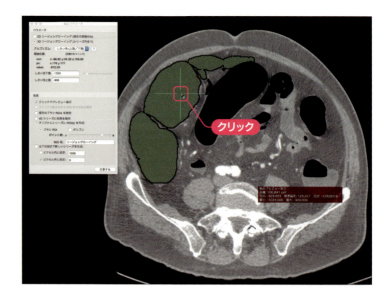

Step 5　「計算する」をクリックする。

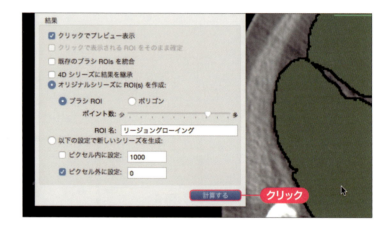

Step 6　これで他のスライスでもROIが抽出できた。

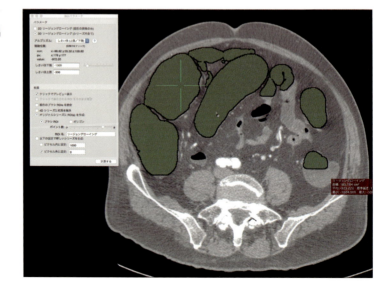

2 大腸全体へのROIの指定

　ROIがまだ設定されていない大腸の残り部分についても、ROIに加える作業を実施します。全てのROIの設定が完了したら「抽出パラメータ」パネルの「計算する」により全ROIを単一のROIとして統合します。これにより全スライスのROIが大腸の領域として一体化できます。全て指定が済んだら大腸の全ROIを同じ名称に統合します。なお、スライスのROIの統合、および名称の統合がそれぞれ不完全だと、3Dポリゴンモデル化した際に大腸が途切れるなど不完全な状態になってしまいますので注意しましょう。

Step 1 ROIが未選択の大腸をクリックし、ROIに加える。ROIに加わるとその領域も緑色になる。

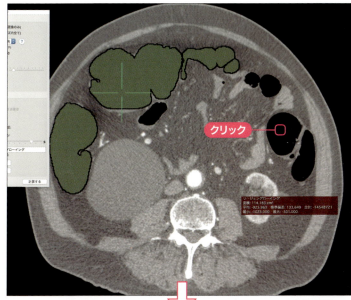

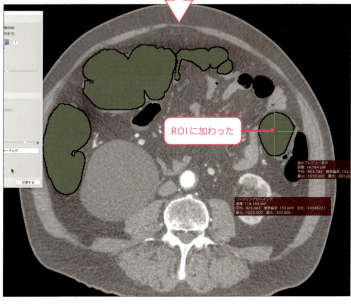

| Step 2 | 「抽出パラメータ」パネルの「計算する」をクリックし、新たなROIを追加する。この作業を繰り返して他の大腸の領域全てに実行していく。 |

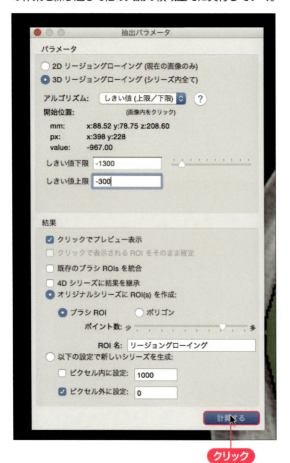

| Step 3 | 最後に全ての指定済みROIを同一名称に統合する。メニューバーから「ROI」をクリック（①）、「ROI名を変更」をクリック（②）する。 |

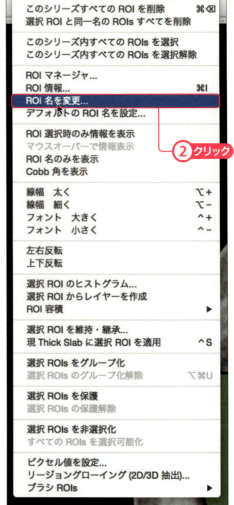

Step 4 パネルが表示されるので「このシリーズ内すべてのROIs」オプションボタンを選択（①）し、「新規ROIs 名:」に入力（②）する。作例では「colon」と入力している。「OK」をクリックする（③）。

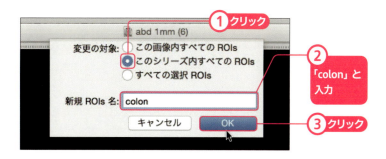

Step 5 全てのROIの名称が「colon」になった。

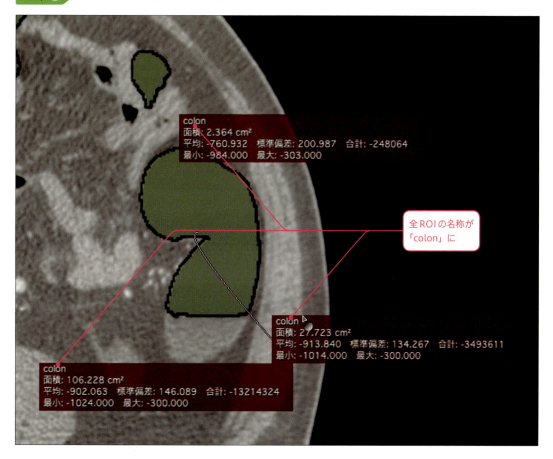

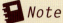

ROIの選択方法

本節の解説手順を冒頭から実行している場合は問題ありませんが、次の「3 ROI以外の領域へピクセル値を設定」は、ROIが選択された状態でないと実行できません。ROIを改めて選択する場合、メニューバー「ROI」内「このシリーズ内のすべてのROIsを選択」を実行します。

3 ROI以外の領域へピクセル値を設定

　大腸へのROIの設定が完了したら、今度はROIの外側のピクセル値を一定の値として設定します。これにより3Dサーフェスレンダリングを実行する際に、大腸とその他の領域を明確に切り分けることが可能になります。

Step 1 ROI外側全領域のピクセル値を一定にする。メニューバーから「ROI」をクリック（①）し、プルダウンメニューから「ピクセル値を設定…」をクリック（②）する。

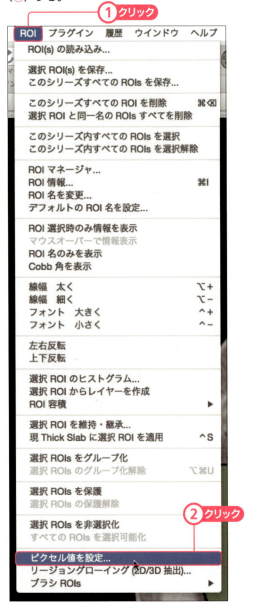

Step 2 表示されたパネル内で、「ROIsは選択したROIと同名」オプションボタンが選択されていることを確認し、「ピクセルの設定」は「ROIsの外側」オプションボタンをクリック（①）する。そして「この表示値に設定」欄に入力する（②）。作例では「-5000」と入力している。すべて入力したら「OK」をクリックする（③）。

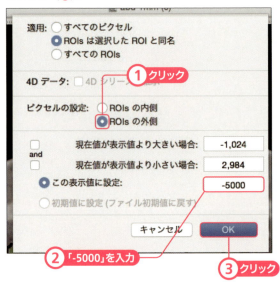

Step 3 ROIで指定した以外のエリアが全て黒に変わった。

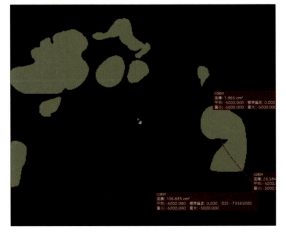

4 ROIへピクセル値を設定

　次にROIの内側に高いピクセル値（CT値）を設定します。ここではROIで選択されている大腸部分のピクセル値として「5000」を設定します。すでに前の手順で、ROIで選択されていない部分のデータすべてに「-5000」という値を設定しています。つまりROIで選択・非選択した状態を、ピクセル値の高低で二分するように設定するわけです。この状態のデータを3Dサーフェスレンダリングし、ピクセル値「5000」の部分のみ描出させれば、手際よく大腸の3Dポリゴンデータを作成できます。

Step 1 ツールバーから「ROI」をクリック（①）、プルダウンメニューから「ピクセル値を設定…」をクリック（②）する。

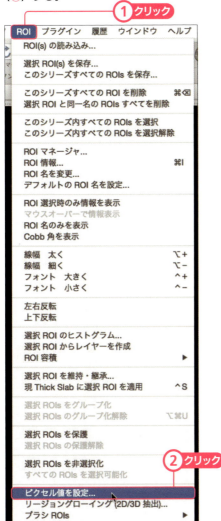

Step 2 表示されたパネルで「ROIsは選択したROIと同名」オプションボタンが選択されていることを確認し、「ピクセルの設定」は「ROIsの内側」オプションボタンを選択する（①）。そして「この表示値に設定」欄に高い値、例えば「5000」と入力する（②③）。すべて入力したら「OK」をクリックする（④）。

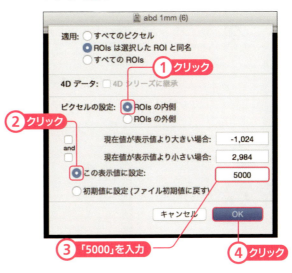

Step 3 全てのROIが連続的に白く表示された。

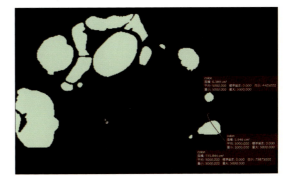

5 3Dサーフェスレンダリングの実行

　大腸の範囲を抜き出し終えたら、3Dサーフェスレンダリングを実行します。「品質」パネル内に入力する数値について、作例では適切な表示になるまで何度か試行錯誤して設定しています。なお、数値は同じ日に同じ患者で撮影しても機器の状態や操作タイミング、患者の姿勢などで撮影状況が変わるため、作例の数値はあくまでも参考としてお考えください。

Step 1 ツールバーから「2D/3D 再構成ツール」をクリック（①）し、「3Dサーフェスレンダリング」をクリック（②）する。

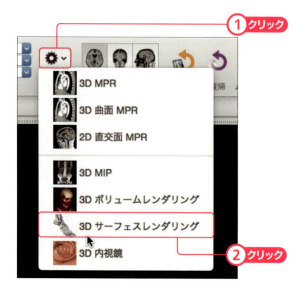

Step 2 「品質」パネル内「第1サーフェス」の「ピクセル値」を設定する。作例では「5000」を入力（①）する。入力したら「OK」をクリック（②）する。

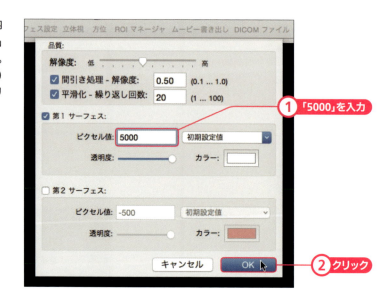

Step 3 3Dサーフェスレンダリングが終了し、大腸のデータが表示された。データ表面にややがたつきが見えるのはスライスごとの撮影データの非連続性があるため。

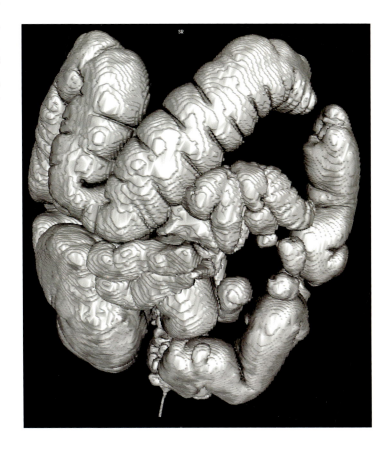

6 3Dボリュームレンダリングの実行

モデルの表面をスムーズにするため3Dボリュームレンダリングで設定値を調整して最適化します。さらにフィルタ効果も使いなめらかにします。

Step 1 2Dビューワに戻り、ツールバーから「2D/3D再構成ツール」をクリック（①）し、プルダウンメニューから「3Dボリュームレンダリング」を実行（②）する。

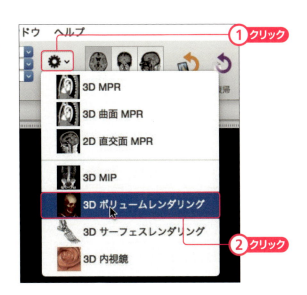

Step 2　3Dボリュームレンダリングビューアが表示された。

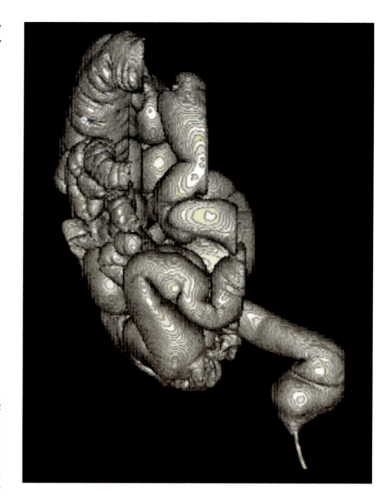

Step 3　ツールバーの「畳み込みフィルタ」から「フィルタ適用」をクリック（①）、表示されたプルダウンメニューから「Basic Smooth　5x5」をクリック（②）する。

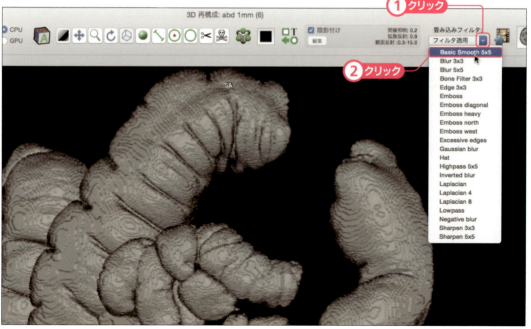

Step 4 表面がスムーズになった。

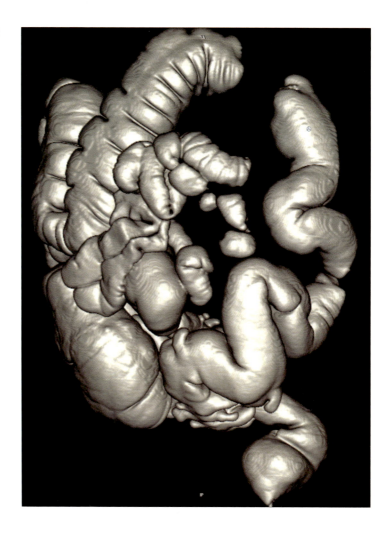

Step 5 このフィルタは反復して実行できるので、表面をもっとなめらかにすることも可能である。ここでは二回目の「Basic Smoth 5×5」フィルタを実行した。

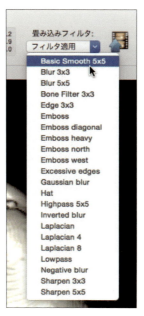

7 3Dサーフェスレンダリングを再度実行

　2Dビューアに戻り、そこから再度3Dサーフェスレンダリングを実行し、設定値を調整することでモデルの表面をよりなめらかにします。なお、2Dビューアの画像でROIを確認すると、スムーズフィルタの効果が現れていることがわかります。

Step 1 3Dボリュームレンダリングビューアを閉じ、2Dビューアに戻る。2D画像の境界線でスムージングフィルタ実行前後を見てみると、スムージングフィルタ実行前のROIの境界線（例p.199など）は明らかにガタつきが見られる。それに対してスムージングフィルタ実行後の画像は、ガタつきが減って境界線がなめらかになっていることがわかる。

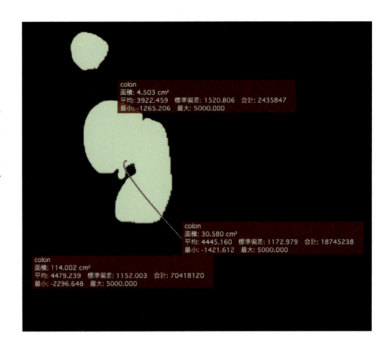

Step 2 ツールバーから「2D/3D再構成ツール」をクリック（①）、プルダウンメニューから「3Dサーフェスレンダリング」を実行（②）する。

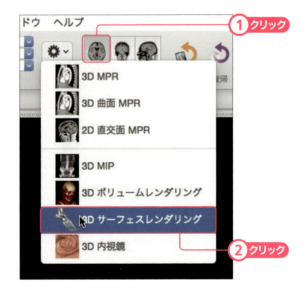

Step 3　「品質」パネル内「第1サーフェス」の「ピクセル値」を調節する。作例では「5000」に設定（①）している。さらに「解像度」スライダを「高」（②）、「間引き処理・解像度」に「1」（③）、「平滑化・繰り返し回数」として「100」に設定（④）する。「OK」をクリック（⑤）。

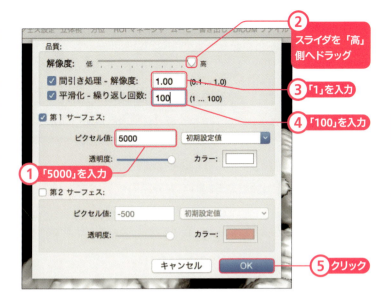

Step 4　より平滑な大腸の3D画像が表示された。

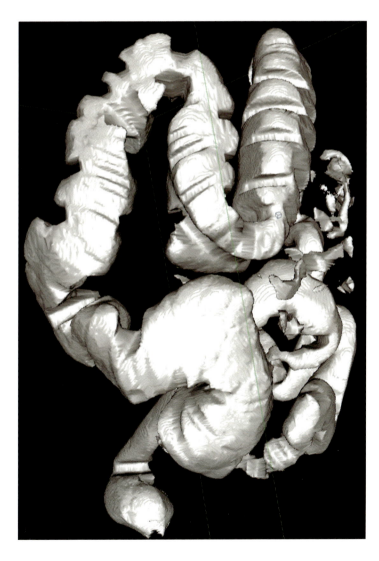

第3章

7 セグメンテーションとROIの補完による腎臓の抽出

がんや特定の臓器が他の内臓や血管とどのように接しているか、
周囲との関係を正確に把握することは大変重要です。
事前に知っておく、あるいは手術中にいつでも確認できるようになれば、
複雑な解剖の誤認を減らし、安全で正確な治療計画につながります。

完成見本と目標

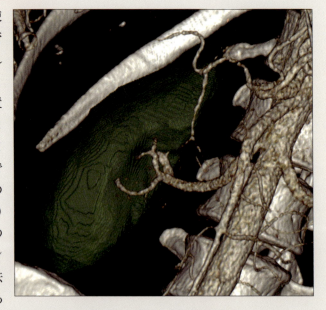

本節はOsiriXを使用して、腎臓と血管のデータをそれぞれ別個に作成することで腎臓と血管の位置関係が把握できるようにモデリングします。本節の作例では、腎臓を緑色の「ROI」（関心領域）で、血管は通常の3Dサーフェスレンダリングによる方法で描出し、画像にあるように腎臓と血管の位置関係が直感的に把握できるようにしています。この状態で模型を作成すれば、がんや腫瘍などを切除する際にどの血管を残すかなどの判断の参考にすることも可能です。

なお、OsiriXは、腎臓と血管のモデリングを同一の作業プロセスで同時に作成することはできません。本節は、最初に腎臓を、次に血管のモデリングを解説します。

ROIを設定して作成するのは大変手間が掛かる手法です。しかしOsiriXには効率的にスライス間でのROIを指定・補完する機能があり、それについて解説します。なお、血管をモデリングするには、あらかじめ造影剤を使用して撮影する必要があります。

また、モデリングに際しての注意点としては、腎臓や肝臓などが他の臓器

（副腎、胃など）に近接・接触している場合、白黒濃淡で表現されている画像上からは臓器間の境界が判別しにくいことです。この状態の画像からのデータ作成は医学知識が乏しい場合、どの臓器が必要なのかわからないまま造形されてしまう可能性があります。かならず医師、特に画像診断や読影に精通した者が、データ作成と最終確認に関与した方がよいと思います。本節では慎重な手作業でデータを削除する方法を詳細に解説しているのでぜひ参考にしてください。

使用するデータ

MECANIX ／ Anglo Aorte 1.5mm

なお、入手先とDICOMデータの読み込み方法は、「第1章 OsiriXと3Dアプリケーションの基本操作」の「4 OsiriXへのサンプルデータ読み込みとカスタマイズ」(p.40)を参照してください。

1 腎臓へのROIセグメンテーション

　ここでは腎臓へのROIを設定する手順を説明します。OsiriXでは様々な形状で囲んだ特定の領域、あるいは入力した線や文字などの情報を座標データと共に記録、表示することが可能です。

　今回の作例ではROIを腎臓の形状にあわせて指定することで、腎臓と血管の位置関係を直感的に把握しやすいように画面に示すことが可能になります。ただ、本来ROIは腎臓が写っている全てのスライスに指定する必要があり、膨大な作業になるためあまり現実的ではありません。そのため最初に腎臓の上端下端からほぼ中間にあるスライスを一枚選びROIを設定し、その後、上下ともスライス数枚おきにROIを腎臓に設定します。その後、OsiriXが備えている、間隔を開けて指定したROIを自動的に補完するという機能を使います。これでROIの指定を大幅に省力化することが可能になります。

| Step 1 | 2Dビューアで腎臓のスライス画像を表示する。Osirixのローカルデータベース内にあらかじめ登録済みの「Mecanix」内「Anglo Aorte 1.5mm」をダブルクリックする。|

| Step 2 | マウスボタン機能右下の▼をクリック（①）する。プルダウンメニューで長さや角度を測るツール、ROIを設定するツールが表示されるので、「鉛筆」をクリック（②）する。|

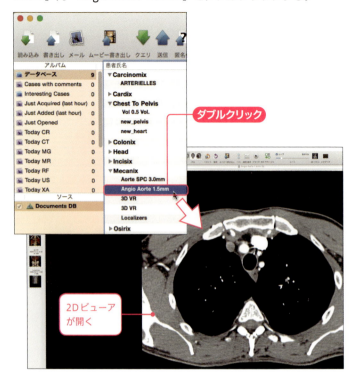
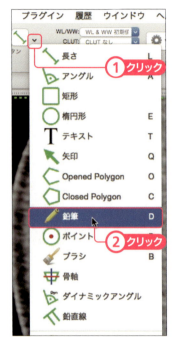

| Step 3 | ドラッグしながら「鉛筆」で腎臓を青紫色の破線で囲み、ROIによるセグメンテーションを実施する。|

作例では362枚目のスライスの腎臓にROIを設定している。

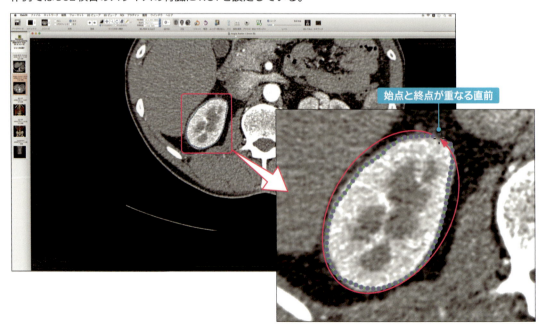

Step 4 　始点と終点が重なり、ROIが設定された状態。ROIのセグメンテーションは、始点と終点を重ねてクローズする必要がある。クローズしないとROIの範囲を正しく指定することはできない。

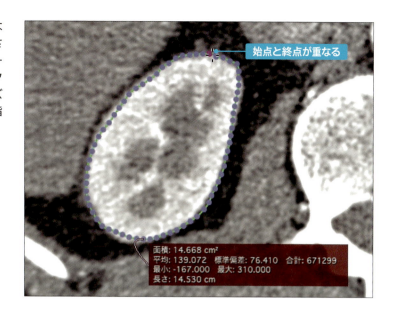

 Note

2Dビューアの画像の移動と拡大

2Dビューア時のスライス間の移動は、スライダーのドラッグあるいはセンターホイールの回転で可能です。
2Dビューアに表示した画像の拡大・縮小はツールバー「拡大／縮小」、移動は「移動」をクリックします。

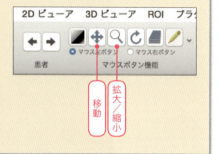

 注意

臓器の上端や下端など、ROIによるセグメンテーションの末端に相当する部分は、画像のように小さな円として、範囲指定の始点・終点とします。

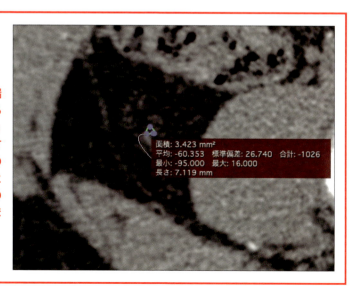

2 ROIの指定とリパルサーによる修正

ROIのセグメンテーションを「鉛筆」ツールで実施した後に、選択範囲の修正が必要な場合は、囲み線を広げたり狭めたりできる「リパルサー」ツールを使用します。

Step 1 ツールバーからマウスボタン機能の▼をクリック（①）、プルダウンメニューから「リパルサー」をクリック（②）する。

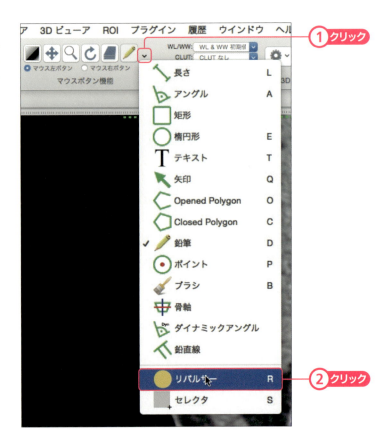

Step 2 クリックすると半透明の黄色い円がマウスカーソルを中心に表示されるので、線を変形させたい方向にドラッグする。画像は内側からROIのセグメンテーションの範囲線を押し出しているところ。

黄色い円をマウスでドラッグして動かし、臓器の範囲を示す青い線を黄色い円で押してやると、線が変形する。

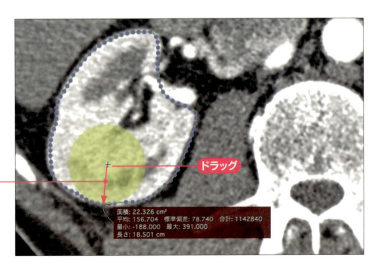

Step 3　同様に「リパルサー」を使って、線を外側から押し込むこともできる。

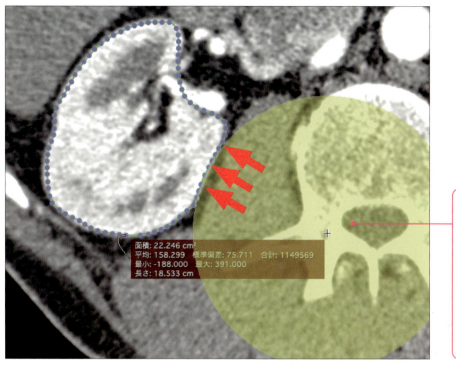

青い範囲線から離れてクリックすると黄色い円の半径を大きくできるので、大きなアールで範囲線を外側から押してへこませ、臓器の範囲をより正確にする。

Step 4　ROIのセグメンテーションの範囲線の近くでクリックすると「リパルサー」の円は小さく表示される。

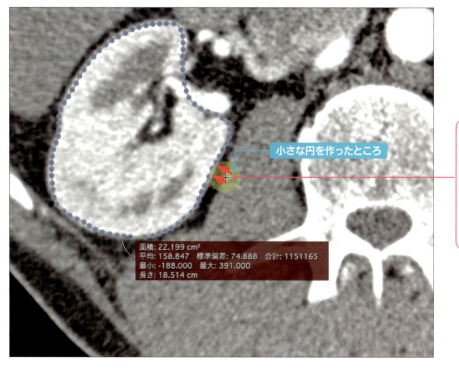

小さな円を作ったところ

青い範囲線のそばでクリックを開始すれば、小さな黄色い円となる。線の内側と外側から細かく整えることができる。

| Step 5 | ROIから遠くでクリックすると、黄色の円は大きくなる。直線的な形状の修正の際は、大きめの円でROIセグメンテーションの範囲線を押すようにすると修正しやすい。 |

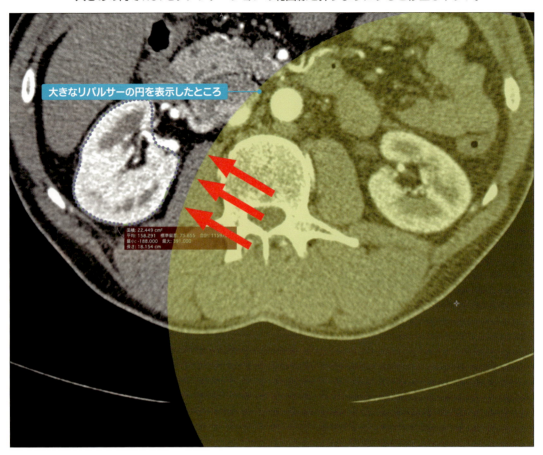

大きなリパルサーの円を表示したところ

| Step 6 | 例えば楕円や円に近い形状の臓器の場合、「リパルサー」を使ってカーブにうまく当てはまるサイズの円を作れば修正も楽に進められる。 |

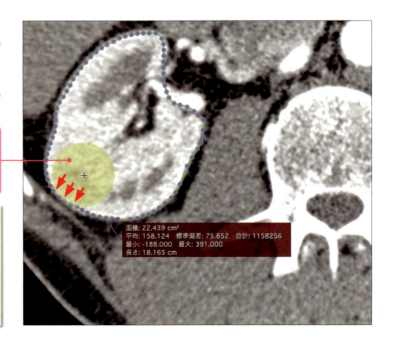

臓器の形状に合わせて、黄色い円を大きくしたり、小さくしたりして使うことが、きれいな立体モデルを作るコツ。

> **Note**
> リパルサーの名前は、電波がパルスのように伝わっていく様に似ているからとのことで、某有名アメリカンコミックスに登場するキャラクターが使う武器に由来していると言われています。

3 時間短縮のコツ：間隔を開けたROI設定

　ここでは作業時間を減らすために、複数枚を飛ばし間隔を開けてROIを設定して、後に間を自動補完する方法を解説します。なお、手術事前検討用など、より高いモデリング精度が要求される状況では、モデリング対象となる臓器やがんを含む全スライスにROIのセグメンテーションを指定すると、より正確な形状をモデリングすることが可能です。ただし、連続するスライス間で臓器やがんの形状が大きく異なると、この方法ではROIの形状に大きな凸凹が発生する場合があります。この現象をできるだけ防ぎ、対象の形状をなめらかにするため、あえて複数枚を飛ばし間隔を開けて複数枚おきにROIを設定し、後に自動的に補完させることができます。実質臓器の場合、形状は一般的になめらかなことが多いので、作成するデータも同様にスムーズな形状にすることができます。臓器にROIを指定する場合、終端部分に限らずROIの形状指定は急激に変化させず、ゆるい角度で形状を描くといいでしょう。

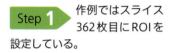 作例ではスライス362枚目にROIを設定している。

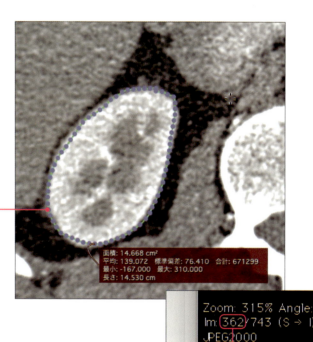

Step 2 次にスライスを下方に移動する。画像は370枚目を表示したもの。この間のスライスにROIは設定しない。なお、作例ではROIを設定するスライス相互の間隔はおおよそ10枚前後で、特に厳密に何枚目ごととはしていない。

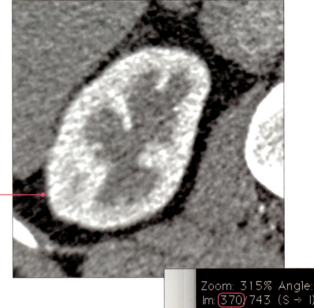

Step 3 スライス373枚目にROIを設定する。この手順を反復し、腎臓の上端から下端の間にROIを設定する。

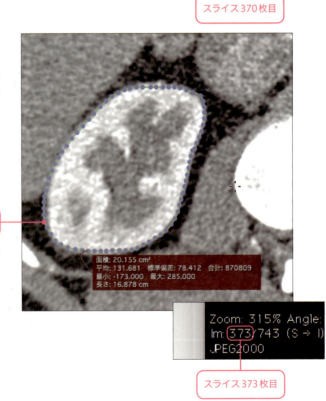

Step 4 スライス内の腎臓最下部までROIを設定する。作例ではスライス482、483枚目付近が腎臓の末端で急激に大きさがかわっていたため連続してROIを設定した。なお、末端となる483枚目は点状にROIを設定した。これはOsiriXの機能でROIを自動的に補完させる際に「末端」であると認識させるため。スライス484枚目以降に腎臓は写っていないため、これより下ではROIの設定は行わない。

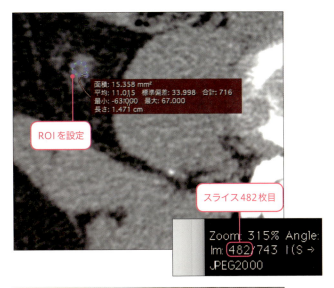

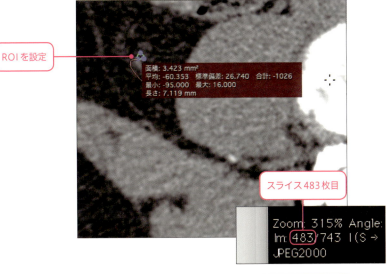

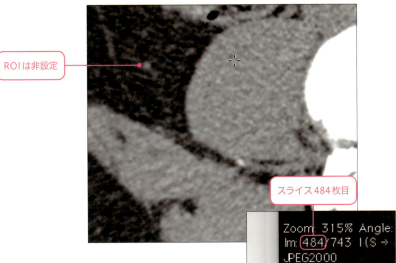

4 スライス間のROIを自動で補完する

　腎臓に対し間隔を開けて設定したROIに「不足するROIを生成」を実行します。ROIを設定していないスライスに対してROIを自動的に補完できます。なお、ROIの補完を実行する前に、ROIの名称の統合を実施します。今まで指定したROIは、特に指定しない場合、それぞれ別の名称で保存されているためです。

Step 1 メニューバーから「ROI」をクリック（①）、「ROI名を変更」をクリック（②）する。

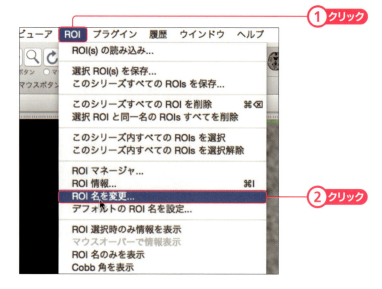

Step 2 「このシリーズ内すべてのROIs」オプションボタンをクリック（①）し、「新規ROIs名：」ボックス内に名称を入力（②）する。作例では「rt_kidney」と入力している。ROI名を入力したら「OK」をクリック（③）。

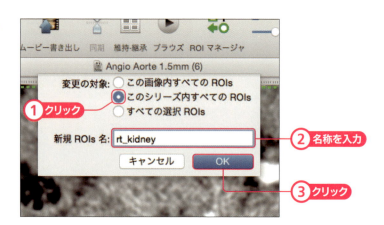

> **Note**
>
> **ROI名について**
>
> 例えば今回は右の腎臓のみのデータを作成していますが、左の腎臓も同時に作成するような場合、それぞれ別の名称を付けてROIを指定、保存することができます。（p.229のTips参照）

Step 3 ROIに名称を設定したら、次に異なるスライスに設定したROIの間を補完計算させる。メニューバーから「ROI」（①）→「ROI容積」（②）→「不足するROIを生成」をクリック（③）する。

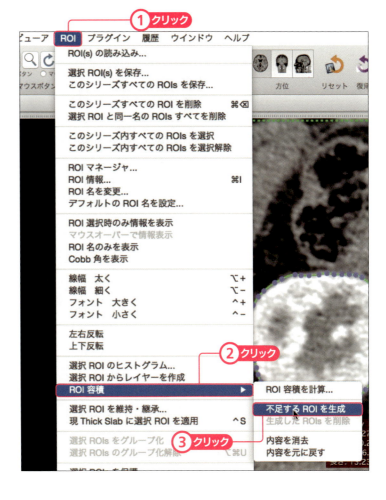

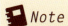 Note

「不足するROIを生成」を実行する際の注意点

「不足するROIを生成」は、設定したROIが存在するスライス上で実行する必要があります。ROIが存在しないスライス上ではメニューから選択できません。

Step 4 「不足するROIを生成」が実行された。画面上では特に変化はないように見えるが、マウスホイールなどでスライス間を上下に移動すると、手作業で指定した所以外でもROIの指定が行われていることがわかる。

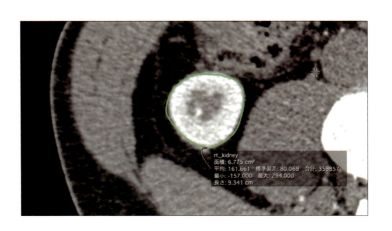

Step 5 　なお、画像のように腎臓に対して補完によるROIがずれている箇所は、先ほどの「リパルサー」で一つずつ修正する。修正する場合は該当するスライスだけでなく、前後のスライスも修正量に見合った分だけ手動で修正する。そうしないとROIの範囲指定に矛盾が生じ、モデルを作成した場合にいびつになってしまう場合がある。スライスを前後させ、徐々に似せていくようにROIを指定していく。

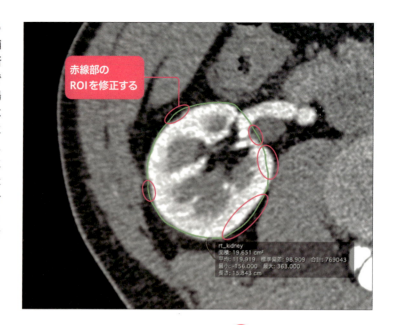

Step 6 　腎臓の抽出が完了した。メニューバーから「ROI」（①）→「ピクセル値を設定」をクリック（②）する。

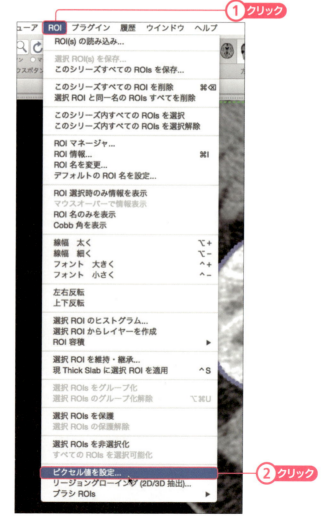

Step 7　開いたパネル内の「すべてのROIs」オプションボタンをクリック（①）、「ROIsの外側」オプションボタンをクリック（②）し、「この表示値に設定」ボックスに数値を入力（③）する。作例では「-10000」と入力している。「OK」をクリック（④）。

Step 8　ROIの外側が見えなくなった。

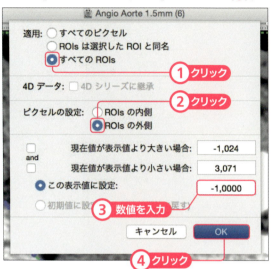
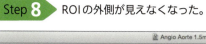
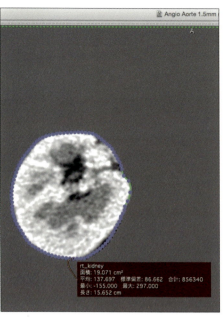

5 サーフェスレンダリングの実行と保存

この状態で3Dサーフェスレンダリングを実行し、腎臓の抽出を完了します。

Step 1　ツールバーから「2D/3D再構成ツール」をクリック（①）し、「3Dサーフェスレンダリング」をクリック（②）する。

Step 2　「品質」パネルの第1サーフェスのピクセル値に「100」を入力（①）する。「OK」をクリック（②）。

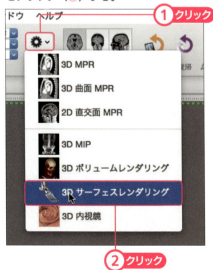
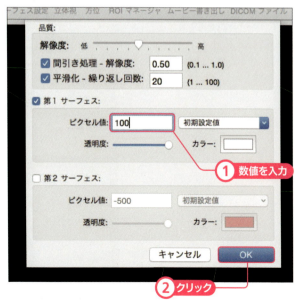

Step 3　腎臓の抽出ができた。

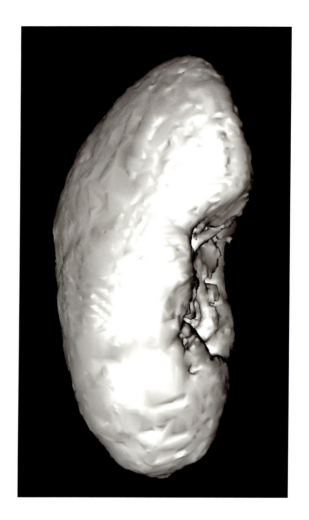

Step 4　ツールバーから「3D-SR書き出し」をクリック（①）し、プルダウンメニューから「STLに書き出し」をクリック（②）。

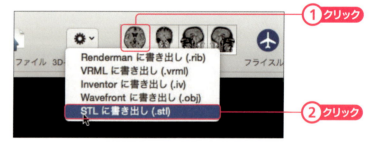

Step 5　「rt_kidney」と入力（①）してデスクトップに保存（②）する。

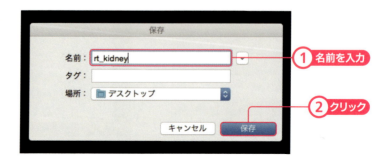

6 血管の3Dポリゴンデータの抽出とROIの保存

腎臓の3Dポリゴンデータが完成しました。続いて2Dビューアに戻った後、CT画像を初期状態に戻し、その状態から血管データの作成を開始します。

Step 1 3Dサーフェスレンダリングビューアを閉じて、2Dビューアに戻る。

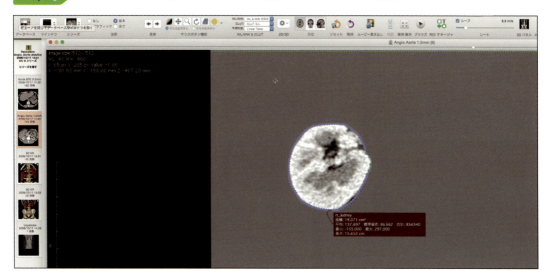

Step 2 ツールバーから「ディスクから画像を再読み込みしてシリーズを元の状態に戻す」をクリックする。これでCT画像は一連の作業をする以前の状態に戻った。

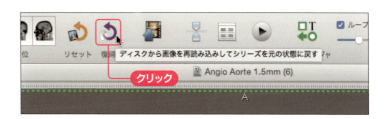

> **Note** ツールバーにアイコンがない場合
>
> 2Dビューアのツールバーに「ディスクから画像を再読み込みしてシリーズを元の状態に戻す」がない場合、「第1章4 OsiriXへのサンプルデータ読み込みとカスタマイズ」の「ツールバーのカスタマイズ」(p.25) を参考に追加してください。

Step 3 ツールバーから「2D/3D 再構成ツール」をクリック（①）し、「3Dサーフェスレンダリング」をクリック（②）する。

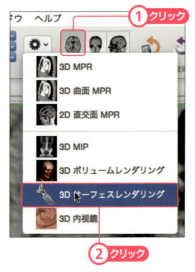

Step 4 血管の内部はCT値が高いため、作例では第1サーフェスのピクセル値に「300」を入力（①）している。その他、透明度を若干下げ（②）、カラー指定を赤（③）にした。「OK」をクリック（④）。

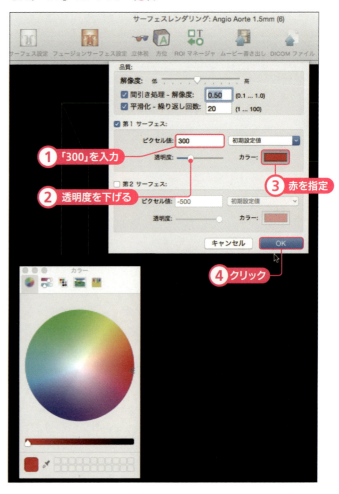

Step 5 腎臓の内部に入る血管付近の画像が表示された。

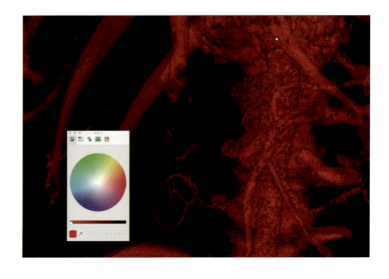

7 ROI化した腎臓と血管を重ねて表示

　作例の腎臓のようにROIを設定した部分は、3Dボリュームレンダリングを実施後、「WL調整」で透過度を変更しても、ROIで指定した部分を表示したままにすることができます。さらに「3D ROI マネージャ」で指定すれば自由に表示をオン・オフすることも可能です。

　この機能を利用すれば、例えばがんや特定の臓器にROIを設定しておけば、周囲の臓器や血管などとの位置関係を明確に判別することも可能になります。手術前の検討や患者の家族への説明、手術中の確認の際などに大変役立ちます。

Step 1 3Dサーフェスレンダリングビューアを閉じて、2Dビューアに戻る。

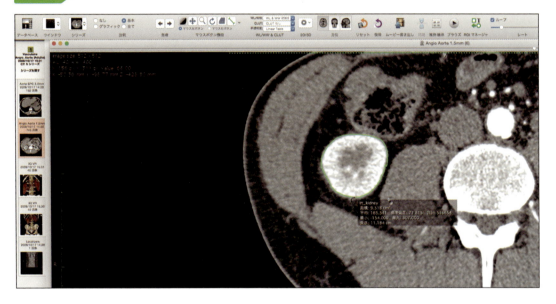

Step 2 この状態から「3Dボリュームレンダリング」を実行する。

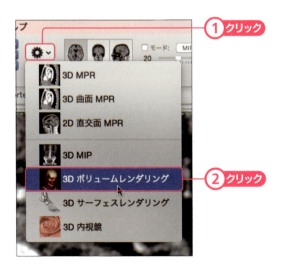

| Step 3 | 3Dボリュームレンダリングビューアで「WL調整」で透過度を変え、骨や血管、腎臓などを表示した。 |

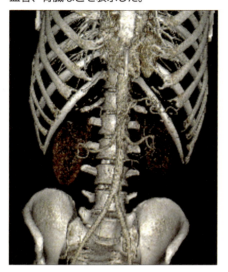

| Step 4 | さらに「WL調整」で骨と血管のみ表示させる。 |

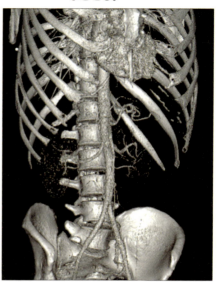

| Step 5 | この状態で「ROIマネージャ」をクリックする。 |

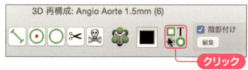

注意

初期状態では「ROIマネージャ」はメニューバーに表示されていない場合があるので、その場合はツールバーのカスタマイズ機能を使って登録する。

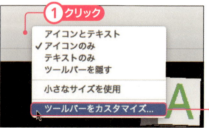

◀ツールバーの何もない部分を右クリック、あるいは「control」を押しながらクリックし（①）、プルダウンメニュー「ツールバーをカスタマイズ」をクリック（②）。

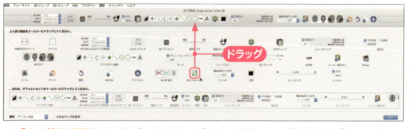

▲「よく使う項目をツールバーにドラッグしてください」パネルから「ROIマネージャ」をツールバーにドラッグする。

Step 6　「3D ROI マネージャ」ウインドウが表示されるので「rt_kidney」の欄にチェックを付けると3Dオブジェクト処理が開始される。

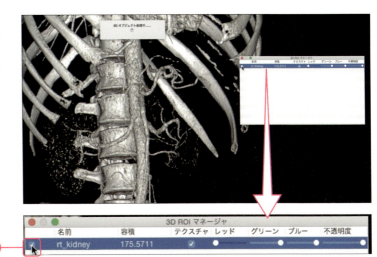

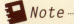 チェックをオン

Step 7　腎臓が重ねて表示された。

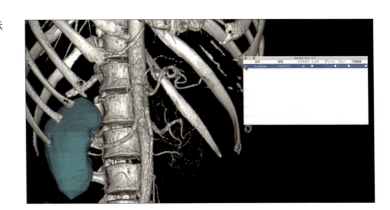

> **Note**
>
> ### ROIと応用例
>
> ROIは「WL調整」の透過度を変更しても影響を受けません。それを利用することで、ROIにより左の腎臓の位置表示を残したまま、「WL調整」の透過度を自由に変更し、左右の腎臓や血管の位置関係の把握に利用することも可能です。
>
>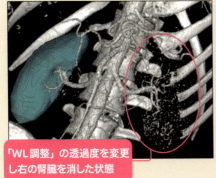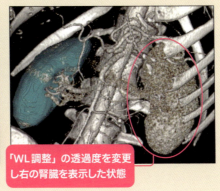
>
> 「WL調整」の透過度を変更し右の腎臓を消した状態　　「WL調整」の透過度を変更し右の腎臓を表示した状態

第3章　3Dモデリング実践編

Step 8 「3D ROI マネージャ」ウィンドウ内の「rt_kidney」の欄のスライダで、「レッド」「グリーン」「ブルー」の濃度を調整して、ROIの色の指定ができる。

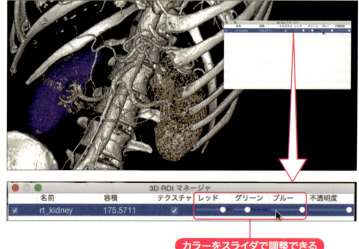

カラーをスライダで調整できる

Step 9 ROIの表示をオン・オフしたり、「WL調整」で透過度を変更すると血管や臓器との位置関係を調べるのに非常に有効。例えば手術の際にこのように画面を見比べることで正確に状況を判断することができる。画像はROIの表示をオフにし、血管のみを表示した状態。

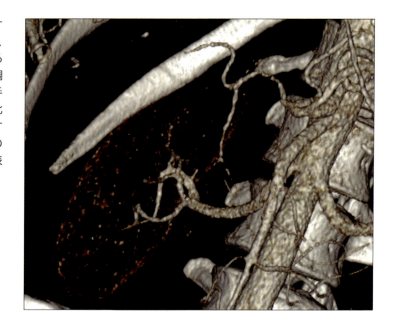

 注意 CT画像から作成したROIは、作成時に使用したDICOM画像それぞれ固有のものとなります。また、同一のDICOM画像であっても、スライスの開始枚数が異なるとROIの表示位置はずれて表示されますので注意してください。

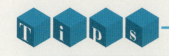

ROIのファイルとしての保存の重要性

　作成したROIのデータは「このシリーズすべてのROIを削除」など削除系コマンドを実行しない限りDICOMデータに保存されます。ただ、3Dレンダリング実行中の負荷によってOsiriXが作業途中でシャットダウンするなどの可能性があります。さらにモニターを増設したりプロジェクターに接続したりすると、画面解像度が自動で読み込まれることがあり、ボリュームレンダリングやROIの状態がリセットされることがあります。不慮のデータ消失を防ぐため、ROIは適宜保存しながら作業を進めることをお勧めします。

　また、同一のCT画像とROIを保存しておくことで、オフィスでやりかけた作業を自宅や出先のMac上で再開するというようなことも可能になります。

　現在作業中のスライスに設定されている全てのROIを保存するには、メニューバー「ROI」内の「このシリーズすべてのROIsを保存」で実行できます。この場合、作業中の全スライスに含まれるROIが保存されます。ファイル名には自動的に「_series」が付加されます。作業全体のROIを保存する場合はこちらが便利です。

Step 1 2Dビューアを表示した状態でメニューバーから「ROI」をクリック（①）、プルダウンメニュー内「このシリーズすべてのROIsを保存」をクリック（②）。

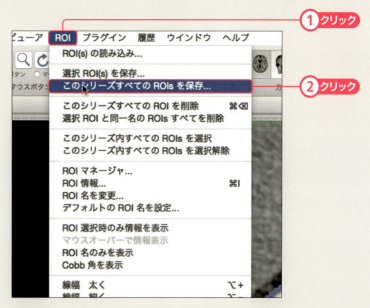

Step 2 作例では表示された「保存」ダイアログボックスの「名前」に「rt_kidney」と入力（①）。「保存」をクリック（②）。

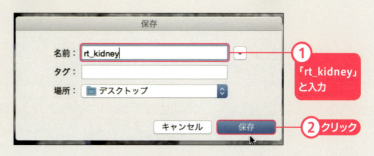

Step 3　デスクトップに保存されたファイル名に「_series」が付加されている。

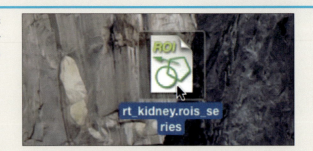

Step 4　また現在選択中のROIのみを保存する場合、「選択ROI(s)を保存」をクリックすると、「保存」ダイアログが表示されるのでファイル名と保存先を指定する。なお、この保存では現在2Dビューアで表示されているスライスのROIのみしか保存されないで注意が必要。操作はメニューバーから「ROI」をクリック（①）、プルダウンメニュー内「選択ROI(s)を保存」をクリック（②）。

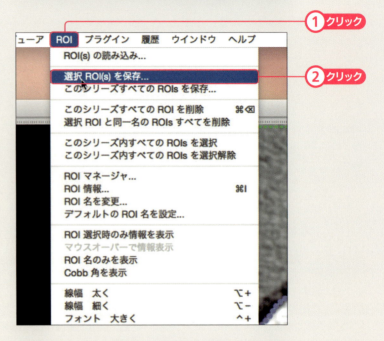

Step 5　「保存」ダイアログボックスが表示された。適宜名前をつけて保存する。

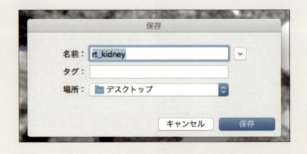

Step 6　一度設定したROIの指定作業を再開する場合は、メニューバーから「ROI」（①）をクリック、「ROI(s)の読み込み」をクリック（②）する。

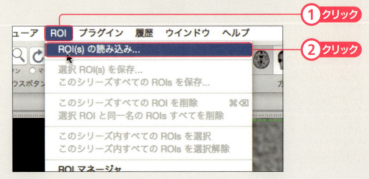

Step 7 「開く」ダイアログが表示されるので、任意のファイルを選択する。今回は作例を保存した「rt_kidney.rois_series」を開く。

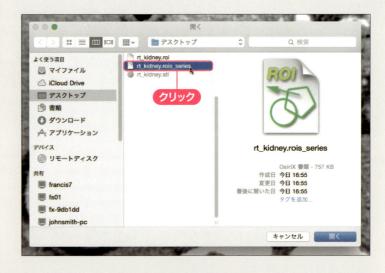

Step 8 スライスにROIが表示された。

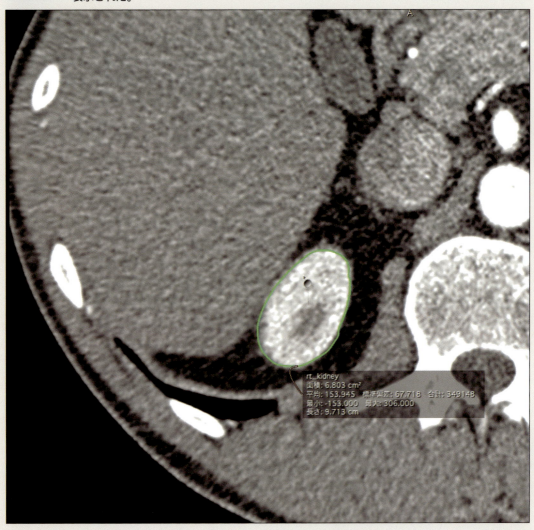

第3章

8 ROIによる肝臓の抽出とMeshLabでの血管との合成

内臓や患部の3Dモデルへ求められる正確性、精密性というものは、
そのモデルの最終的な利用目的が何かで大きく変わります。
手術前に患部のイメージを把握するための3Dモデルにはどのようなものが必要なのか、
作成手順を通して解説します。

完成見本と目標

　本節では肝臓とその中の血管の3Dポリゴンモデルを作成します。解説の順番は次の通りです。最初に肝臓を抽出し、次に肝臓の血管を抽出します。本作例では肝臓より内側だけのデータを作成することになります。ただし、手術で肝臓の外側にある下大静脈や門脈などを切る際には、肝臓の外側のデータも必要になる場合があります。そこで肝臓から血管が生えている様子も作りたい場合は、ROIで肝臓を抽出する以前に、肝臓外側の血管を抽出する必要があります。このことからデータ作成は次の順番で行います。

①肝臓の外側の血管のデータ作成
②肝臓のデータ作成
③肝臓内部の血管のデータ作成

　今回は透明な肝臓の中に血管が見える3Dモデルを製作しますが、最終的にこの3Dモデルは何に使うのかを、あらかじめ方針を明確に決めてから作業します。今回は臓器形状把握用3Dモデルを製作することが目的で、手術用ではありません。臓器形状把握用と手術用では精度に違いがあり、手術用3Dモデルの場合の臓器形状の指定作業は格段に手間が掛かります。
　さらに認識していただきたいのが、3Dモデルはどんなに精密に製作しても、どうしても誤差が発生するということです。もちろんモデルを作る際、できるだけ患者の臓器の形状に忠実にデータを取りたいと考えますが、実際は次の理由で困難なことがあります。

CTの精度

　CTは例えば5mmスライスの場合、5mm内のデータを平均化して画像化しており、スライス厚が大きいほど撮影対象の実際の形状や厚さと異なる場合

があります。この誤差を人間が知識と経験で補正することも大変重要です。

撮影時のブレ

撮影時に患者の体が動くことも考慮しなければなりません。体の動き、呼吸などにより、データが実際の臓器や血管の形状と異なっている場合もあり、画像が示すものが絶対ではないことを認識する必要があります。

造形時の形状変化

模型造形の際にも、樹脂での出力や後処理などの段階で、形状が微妙に変化する場合があります。

今回は臓器の形状把握用3Dポリゴンモデルを作るのが最終的な目的ですが、これらの理由で誤差が生じることを前提にするべきです。模型の形状はあくまでも1つの参考情報であり、手術の際は実際の状況を見て、医師が現場で的確に判断することが必要です。

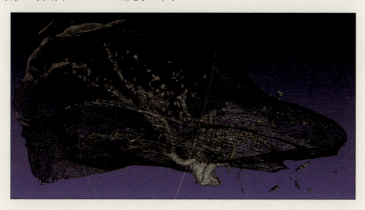

使用するデータ

OSIRIX ／ Thorax-Abdo 2.0 B25f

なお、入手先とDICOMデータの読み込み方法は、「第1章 OsiriXと3Dアプリケーションの基本操作」の「4 OsiriXへのサンプルデータ読み込みとカスタマイズ」（p.20）を参照してください。

1 肝臓の形状把握

　ローカルデータベースに読み込み済みのOsiriXのサンプルデータ「Thorax-Abdo 2.0 B25f」を使用して3Dポリゴンモデルを作成します。2Dビューアでスライスを前後に動かし肝臓の形状を把握します。この患者は肝臓が途中でくびれた形状のため、また胆嚢が肝臓でくるまれるような位置関係になっています。肝臓の形状をROIで指定する際にどのような形状で囲むかを考えておきます。今回は3Dモデル用のSTLファイルを作成する際に右側突出部を若干デフォルメして範囲指定します。

Step 1　OsiriXサンプルデータ「OsiriX」内「Thorax-Abdo 2.0 B25f」をダブルクリックして開く。

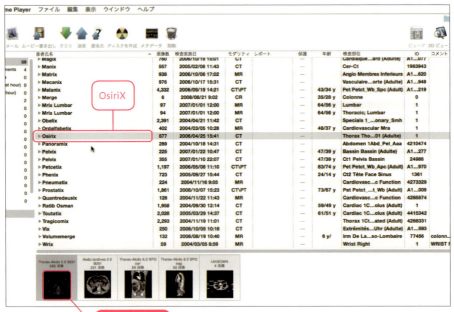

Step 2　2Dビューアでマウスホイールなどを使い、スライスを前後に動かし、肝臓の形状を把握する。肝臓スライス下側を見る。

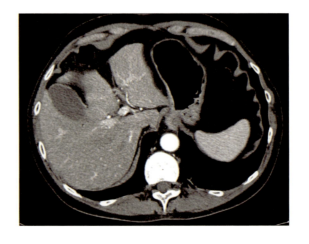

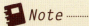

2Dビューアで臓器を確認する

2DビューアでDICOM画像を開いたら、含まれるスライス全てに目を通しておきます。作業に取りかかる前に上端・下端のスライスは何枚目なのか？特徴的な形状は？患部の位置は？など知っておくことが重要です。

なお、作例の肝臓は「くびれ」があり、これをどのように再現するかが本節の重要なポイントになります。

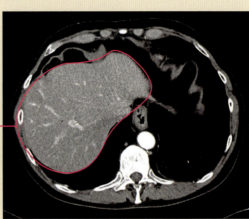

スライス215枚目
（中央部）

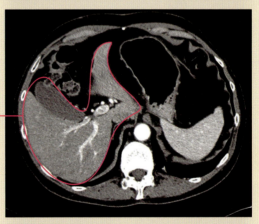

スライス241枚目
（くびれ部分・胆嚢）

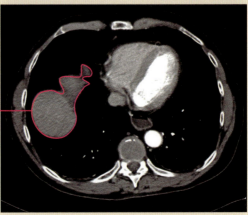

スライス187枚目
（上部）

Step 3 　マウスボタン機能右下の▼をクリック（①）する。プルダウンメニューで「鉛筆」をクリック（②）する。

Step 4 　カーソルの形状が十字型に変化するので、肝臓の形状をドラッグしながらなぞりROIを設定する。なお、ROI曲線は始点と終点を重ねて必ず閉曲線にする。

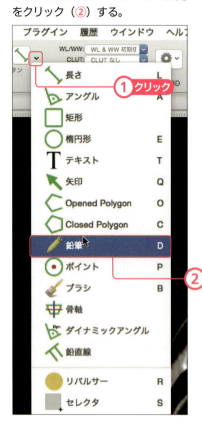

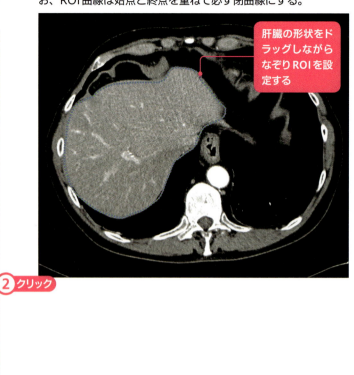

肝臓の形状をドラッグしながらなぞりROIを設定する

Note

作業の効率化のテクニック

作業中、マウスの移動量が大きくなって手が疲れると感じることがあります。その場合、ズームアウトして画像を縮小するとマウスを動かす範囲が狭くなり、作業が多少楽になることがあります。ぜひお試しください。

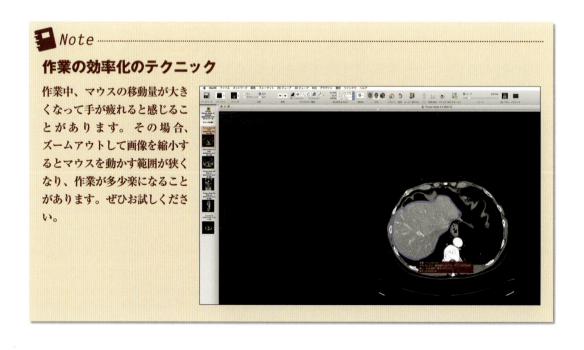

2 スライスへ2D画像上でのROI設定

　ROIのセグメンテーション設定は、連続したスライスすべてに行う必要はありません。何枚か飛ばして「鉛筆」で指定してもOsiriX側で補完する機能があります（補完についてはp.218参照）。今回は「臓器の模型製作」が目的なので、細かなアウトラインは省略し、複数枚とばし間隔をあけてROIを設定していきます。細かく設定すると精密さが増す場合もありますが、細かすぎても立体化した形状のがたつきが目立つ場合もありますので、飛ばして形状を指定する方がよいこともあります。

Step 1 肝臓へのROIのセグメンテーション設定は、肝臓全体について上下どちらの方向にROIを設定していくかは、作業しやすさで適宜変えて構わない。作例では下方向に向けてスライス273枚目にROIを設定している。

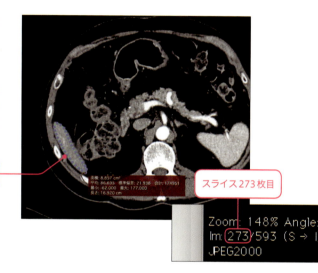

Step 2 次にスライス位置を下方に移動する。画像はスライス移動中のもので280枚目を表示したもの。この間のスライスにROIは設定しない。なお、作例ではROIを設定するスライス相互の間隔はおおよそ10枚前後で、特に厳密に何枚目ごととはしていない。

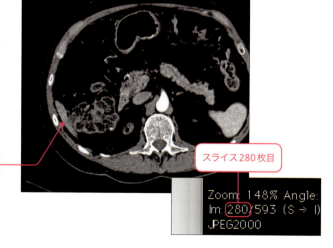

Step 3 スライス281枚目にROIを設定する。この手順を反復し、肝臓の上端から下端の間にROIを設定する。

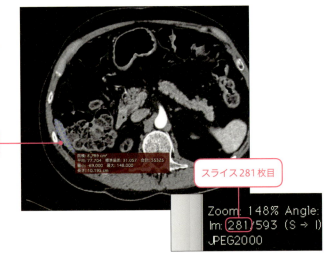

Step 4 肝臓下端部となるスライス289枚目の肝臓のデータにROIを設定している。

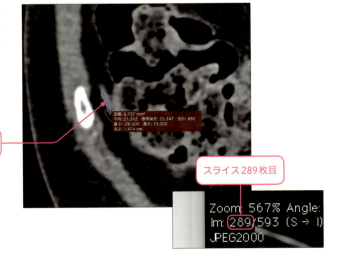

Step 5 スライス290枚目以降に肝臓のデータがないことを確認している。画像は290枚目で肝臓のデータは存在していない。

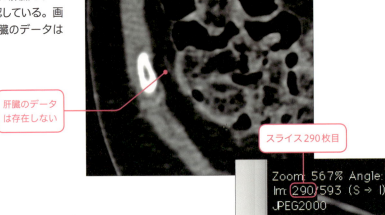

| Step 6 | 作例ではスライス177枚目が肝臓上端部で、このスライスまでROI設定を実行している。

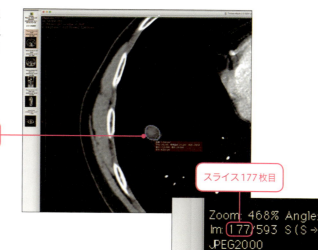

ROIを設定

スライス177枚目

> **Note**
>
> ### モデリング時の凹凸表現
>
> 臓器をモデリングする際、実際の形状をどこまで忠実に再現するかは、作成目的によって異なります。例えば今回の作例は「肝臓と血管」の形状と位置関係を把握するモデルを作ることを目的にしています。ただ、精密さはそれほど追求していません。
> 今回の作例では全体形状を把握するために重要なひょうたん型のくびれは再現しています。ただし、ややするどいきざみ（きれこみ）は再現していません。これはきざみがあると樹脂出力後に研磨しにくい凹面ができることになり、模型全体の透明度が下がるためです。ただし、手術練習用などの軟性模型を作るのであれば、このようなきざみを作っても問題ありません。
>
>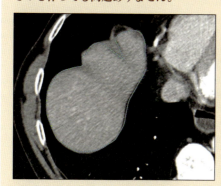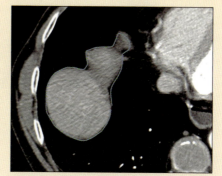
>
> 作例で使用した患者の肝臓にあったきざみ（きれこみ）に忠実にROIを設定するとこのような形状になる。このまま造形出力すると、凹面の研磨が困難になり透明度が下がることになる。
>
> 作例の画像のように肝臓が洋なし型で、画像では途中で2つに分離している。この場合は造形出力後のことを考え、表面の凹凸はある程度省略し、多少小さめにROIのセグメンテーションを設定してできるだけ1つにまとめて囲むと良い。

3 「リパルサー」によるROIの調整

「リパルサー」はROIセグメンテーションの曲線を修正するためのツールです。クリックすると画面上に黄色い円が表示され、それにより囲み線を押し出したりへこませることができます（「リパルサー」の詳細な使い方はp.212参照）。なお、ROIの曲線を直線に近づけるほどに、ROI曲線上のスプライン補完用のポイントの数が減ります。点が多いということは、ROI曲線に凹凸が多いことを表します。今回は3Dプリンター出力目的で表面がなめらかなモデルを作成しますので、凹凸を減らすように修正します。

また、出力用のデータは肝臓と血管を別々に作成するため、肝臓内部の血管は肝臓側のデータには含まず、血管のデータは削除してしまいます。医師や専門的知識を持つ者でないと、このような調整はできません。

Step 1 今回はなめらかなモデルを作成するので、先ほど入れたきざみ部分を「リパルサー」で修正する。マウスボタン機能の▼をクリック（①）、プルダウンメニューから「リパルサー」をクリック（②）する。

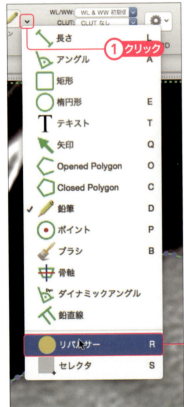

Step 2 「リパルサー」できざみを内側から押し出す。より正確さを要求される手術用3Dモデルであれば、肝臓に実際の形状にあわせたきざみ（細かな凹部）を入れるのも選択肢となる。

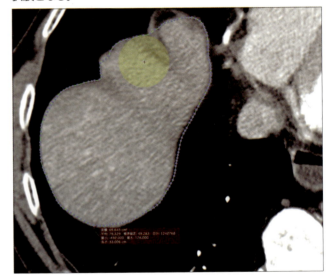

Step 3　ROIに指定した肝臓の範囲内に血管が含まれていたので、血管部分を「リパルサー」で修正している。

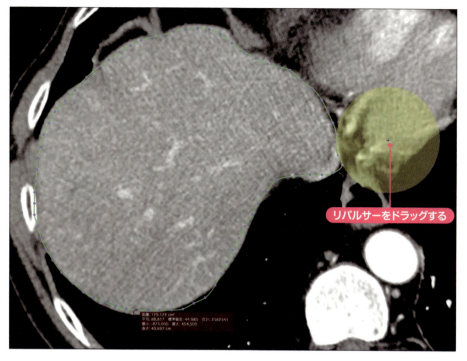

リパルサーをドラッグする

Step 4　この画面では胆嚢を含めないように「リパルサー」で修正している。
しかし、胆嚢は肝臓の一部とも捉えられるので、場合によっては肝臓とは別に胆嚢の3Dポリゴンデータを作ることも考えられる。

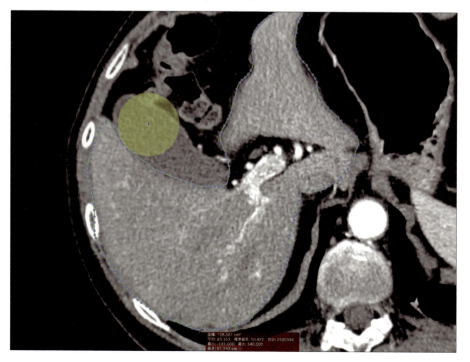

4 ROI名の設定と補完

　作例ではROIにまだ識別用の名称を付けていません。複数のROIを設定する場合にはROIを区別するため、名称が必要になります。また、現段階ではROIそのものは一部のスライスのみに設定されている状態です。そこでここではROI識別用に命名すると共に、ROI未設定のスライスへROIを補完する作業を行います。

Step 1 肝臓の形状を抽出できたところでROI名を設定する。メニューバーから「ROI」（①）「ROI名を変更」を順にクリック（②）。

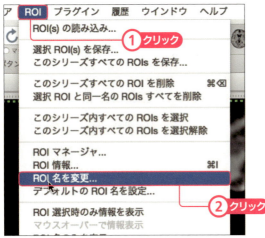

Step 2 表示されたダイアログ内の「このシリーズ内すべてのROIs」オプションボタンをクリック（①）し、「新規ROIs名：」ボックス内に名称を入力（②）する。作例では「liver」と入力した。「OK」をクリック（③）。

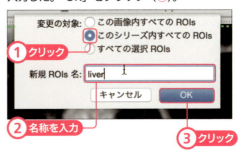

Step 3 すべてのROIのセグメンテーション曲線で囲まれた領域が「liver」という名称になった。

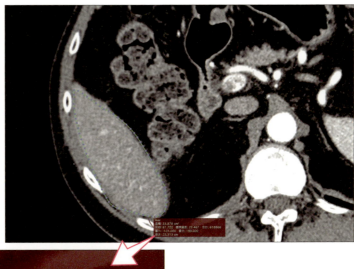

Step 4 スライス間でROI曲線を補完するための指定を行う。メニューバーから「ROI」（①）「ROI容積」（②）「不足するROIを生成」（③）の順にクリック。

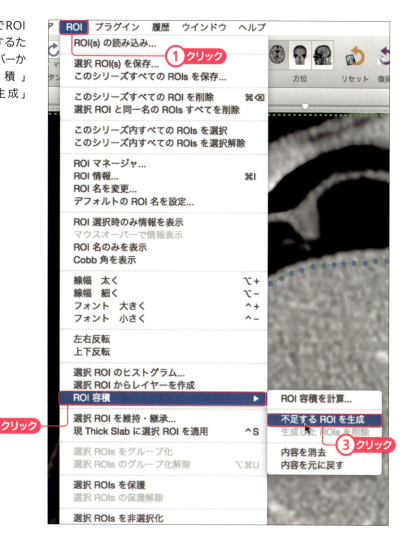

> **Note**
> **「不足するROIを生成」を実行する際の注意点**
>
> 「不足するROIを生成」は、設定したROIが存在するスライス上で実行する必要があります。ROIが存在しないスライス上ではメニューから選択できませんのでご注意ください。

Step 5 各スライスの間でROI曲線の補完が実行された。これで肝臓へのROIの設定が完成した。

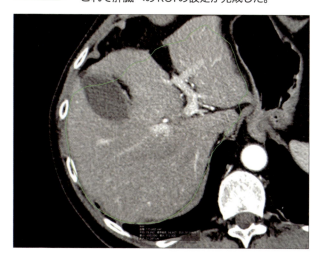

第3章　3Dモデリング実践編

5 ROIへのピクセル値の設定

　ROIの内側と外側のピクセル値を設定し、肝臓のデータだけ残します。各ピクセル値は便宜的に、実際の臓器や骨のピクセル値としてはあり得ない数値を設定します。最初にROIの内側の、次にROIの外側のピクセル値を入力します。

Step 1 メニューバーから「ROI」（①）「ピクセル値を設定」（②）の順にクリック。

Step 2 パネル内の「ROIsは選択したROIと同名」オプションボタンをクリック（①）、「ROIsの内側」オプションボタンをクリック（②）し、「この表示値に設定」ボックスに数値を入力（③）する。作例では「5000」と入力している。「OK」をクリック（④）。

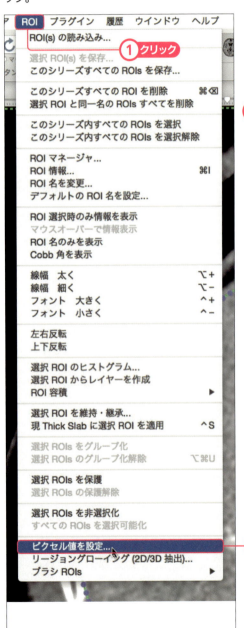

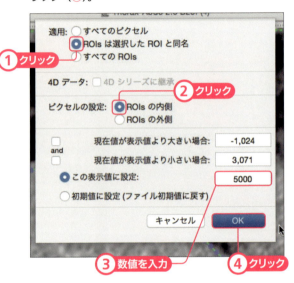

Step 3 ピクセル値が設定され、ROIの内側が白く変わった。

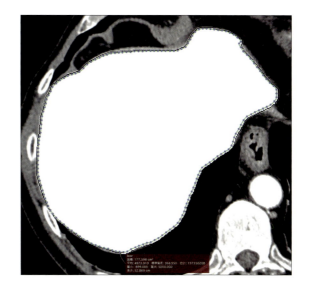

Step 4 次にROIの外側のピクセル値を設定する。メニューバーから「ROI」（①）「ピクセル値を設定」（②）の順にクリックする。

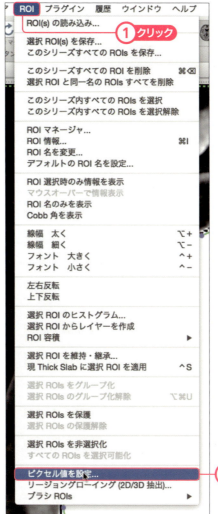

Step 5 開いたパネル内の「ROIsは選択したROIと同名」オプションボタンをクリック（①）、「ROIsの外側」オプションボタンをクリック（②）し、「この表示値に設定」ボックスに数値を入力（③）する。作例では「-5000」と入力する。「OK」をクリック（④）。

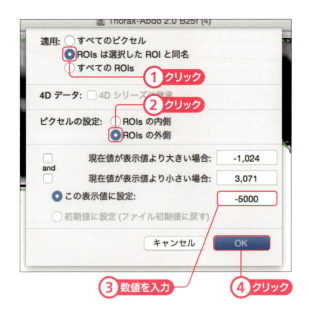

Step 6 ROIで指定された肝臓以外のデータが消えた。

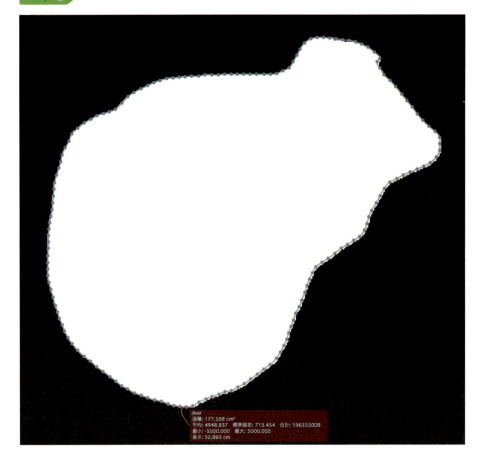

6 肝臓への3Dサーフェスレンダリング

2Dビューアから3Dサーフェスレンダリングを実行します。3Dプリンターでの造形出力用に表面をなめらかに設定し、データを保存します。透明素材を使用する場合、表面をなめらかにしないと実際に造形出力した際に内部構造が見えにくくなり、せっかくの透明素材での出力が活かされません。

今回の作例では肝臓は透明に、血管を赤色にする設定です。

Step 1 ツールバーから「2D/3D再構成ツール」をクリック（①）し、プルダウンメニューから「3Dサーフェスレンダリング」を実行（②）する。

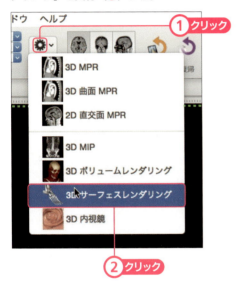

Step 2 「品質」パネル内第1サーフェスのピクセル値に「5000」を入力する（①）。「OK」をクリック（②）。

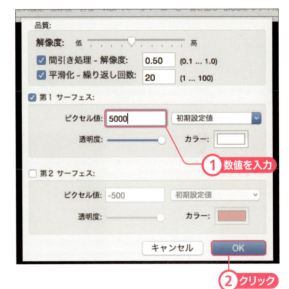

Step 3 肝臓の3Dポリゴンモデルが表示された。スライス毎のデータのばらつきででこぼこな板状になっている。

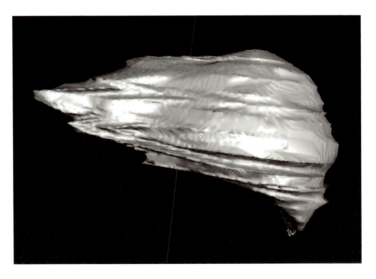

Step 4　表面をなめらかにするための設定を行う。
ツールバーから「サーフェス設定」をクリック（①）し、「品質」パネルを開く。今回は「間引き処理・解像度」に「1」（②）を、「平滑化・繰り返し回数」として「100」を入力（③）している。「OK」をクリック（④）。

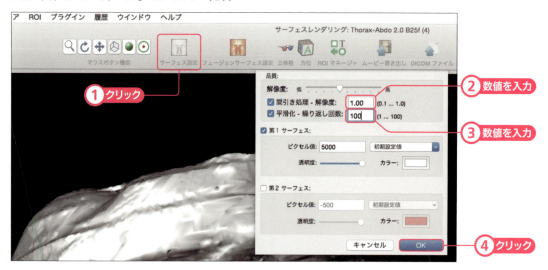

Step 5　肝臓の表面がなめらかな表現に変更された。

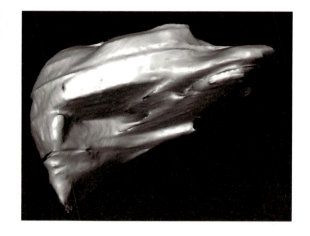

Step 6　ツールバーから「3D-SR書き出し」をクリックし（①）、プルダウンメニューから「STLに書き出し」をクリック（②）。

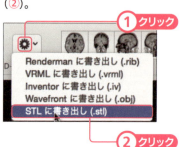

Step 7　作例では「8_liver」という名称（①）でファイルをデスクトップに保存（②）した。

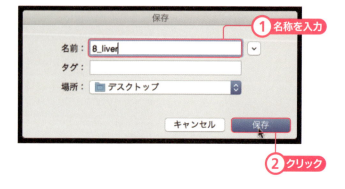

7 肝臓内血管の描出

　第二段階として肝臓内血管の3Dポリゴンモデルを作成します。この作業は慎重に行うため、肝臓周辺で視点を変更し、肝臓と血管以外の不要なデータを削除していきます。なお、作例では肝臓が肋骨に食い込んでいるため、その点に注意しながら作業を進めています。

　ここでの作業の大まかな流れとしては、3Dボリュームレンダリングを実行後、「WL調整」で肝臓と血管周辺のデータを確認しつつ、「鋏」でデータの削除を実施します。

　最初に今まで作成したスライス上のROIを全て削除します。なお、血管のデータは、さきほど肝臓のモデリングに使用したDICOMデータを利用するため、「2Dビューア」メニューから「シリーズを復帰」を行った上で以降の作業を実行します。

Step 1 この段階のDICOMデータ各スライスには肝臓のSTLファイル作成に使用したROIの設定が残っている。

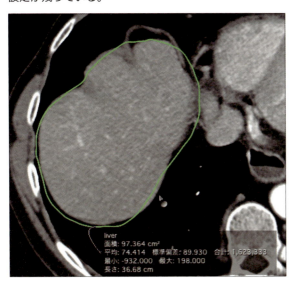

Step 2 「ROI」（①）内「このシリーズすべてのROIを削除」をクリックする（②）。

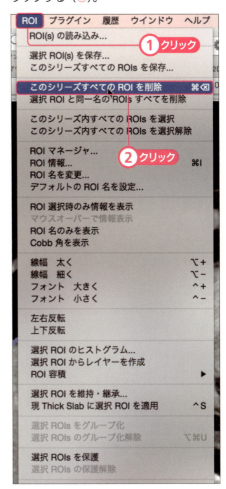

Step 3 「このシリーズすべてのROIを削除」が実行され、ROIが削除された。

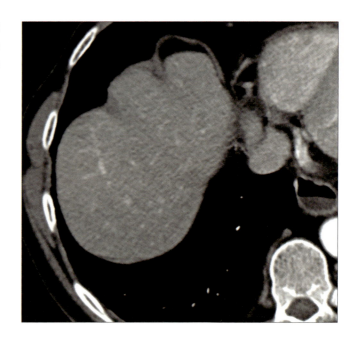

Step 4 2Dビューアのツールバーから「2D/3D 再構成ツール」をクリック（①）し、プルダウンメニューから「3Dボリュームレンダリング」を実行（②）する。

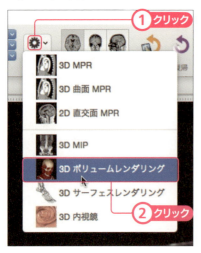

Step 5 3Dボリュームレンダリングビューアになり、患者の胴体部分の画像が表示された。

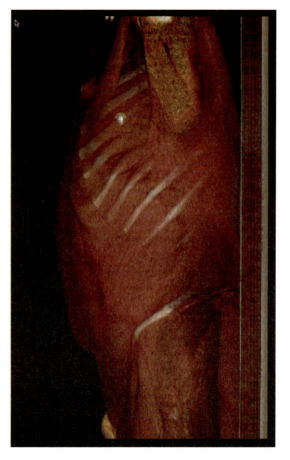

Step 6 「WL調整」をクリック。

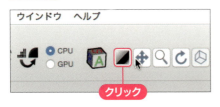

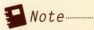

Step 7 マウスカーソルをドラッグし、肝臓周辺の透過度を変え、余分なデータがどこにあるのかを確認する。

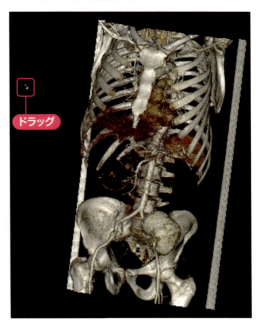

> **Note**
> **回転・縮小・拡大**
> 3Dボリュームレンダリングウインドウ内に表示させた物体は、ツールバー「焦点を中心に回転」をクリックすることで、左クリックしながらのドラッグで縦横への回転、右クリックでの上へのドラッグで拡大、同じく下へのドラッグで縮小が可能です。

Step 8 先に肝臓のあるエリアを残して周囲の不要なデータを削除する。マウスボタン機能「鋏」で必要な箇所だけ残すように「鋏」のループで囲む。始点と終点を閉じたら「return」キーを押す。これで残したい箇所以外が切り取られる。

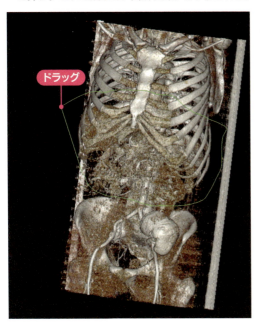

Step 9 必要な箇所を残してデータが切り取られた。なお、データを切り取るとその部分の描画に必要な計算能力が不要になるので、OsiriXでの様々な処理が速くなる。

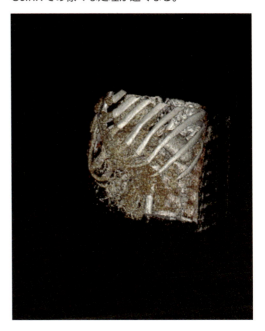

Step 10　角度を変え、上から肝臓を見下ろすようにした。背骨など不要な部分を「鋏」で削除する。

> **Note**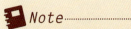
> **視点と透過度の変更**
>
> ツールバー「焦点を中心に回転」を使い角度を変え、視線方向から見て陰の部分に不要なデータがないか、頻繁に視点の変更を行います。また、不要なデータを探す際には「WL調整」で透過度を変えるのもポイントです。

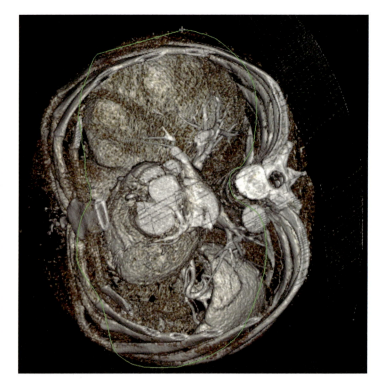

Step 11　ときおり3Dボリュームレンダリングビューアから2Dビューアに画面を切り替え、データを余計に削除していないかを確認する。

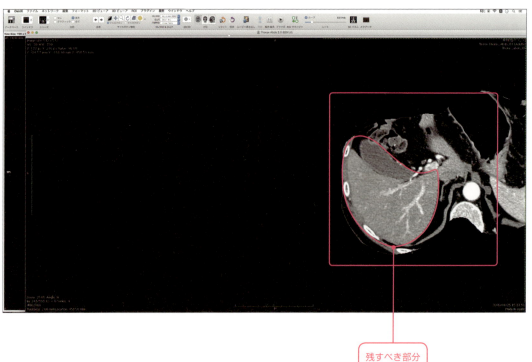

残すべき部分

8 血管の描出と骨の除去

　肝臓周辺の余分なデータがおおよそ削除できた段階で、3Dボリュームレンダリングを実行します。その後、3Dサーフェスレンダリングを実行します。この段階で残っている骨などのデータは「骨除去」を使用して削除します。

Step 1 2Dビューアのツールバー「2D/3D 再構成ツール」をクリックし（①）、「3Dボリュームレンダリング」をクリックする（②）。

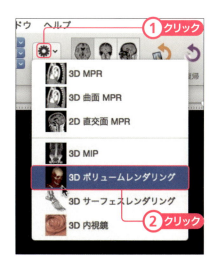

Step 2 3Dボリュームレンダリングが実行される。
そのまま3Dボリュームレンダリングビューアを閉じる。

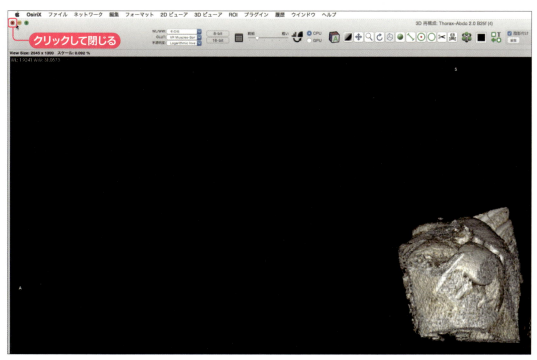

Step 3　2Dビューアのツールバー「2D/3D 再構成ツール」をクリックし（①）、「3Dサーフェスレンダリング」をクリックする（②）。

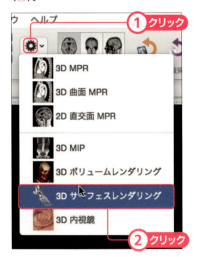

Step 4　「品質」パネルが表示される。血管のピクセル値は200～300程度なので、作例では「第1サーフェス」の「ピクセル値」に「200」と入力し（①）、「OK」をクリック（②）。

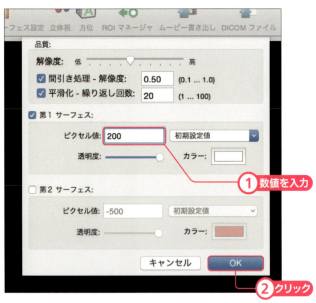

Step 5　3Dサーフェスレンダリングビューアに血管と背骨などが表示された。

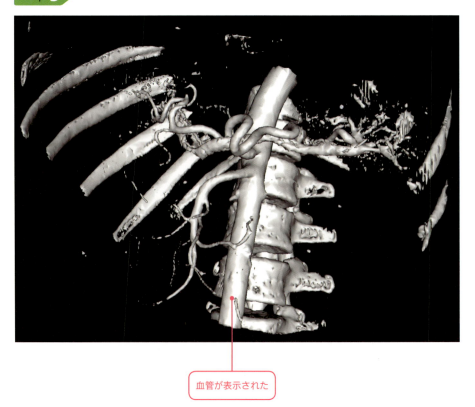

血管が表示された

Step 6 ただし、まだ背骨や肋骨など余分なデータが存在している。これらを取り除くため「骨除去」を使用する。まず、「2D/3D 再構成ツール」をクリック（①）し、プルダウンメニューから「3Dボリュームレンダリング」を実行（②）する。

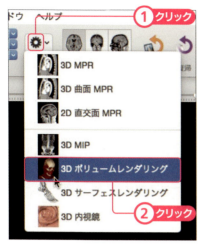

Step 7 「3Dボリュームレンダリング」が実行された。「WL調整」で骨が見えるよう調整する。「焦点を中心に回転」を使い骨がよく見える角度に調整する。

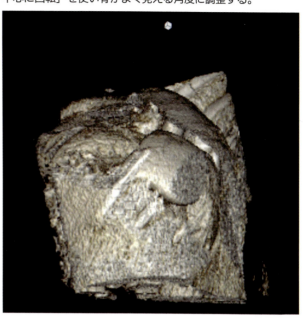

Step 8 「WL調整」で透過度を変え、骨が見える状態にしてから、ツールバー「骨除去」をクリック。

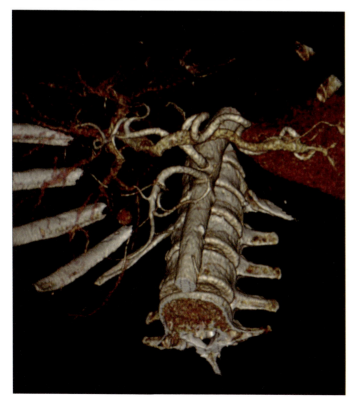

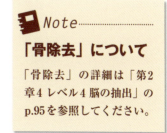

Note
「骨除去」について
「骨除去」の詳細は「第2章4 レベル4 脳の抽出」のp.95を参照してください。

| Step 9 | 骨にマウスポインタを重ねてクリックする。骨除去中のメッセージが表示される。 | Step 10 | 骨が除去された。 |

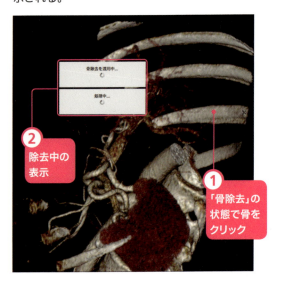 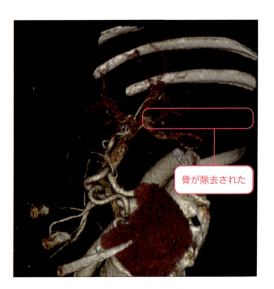

Note

ピクセル値が低く「骨除去」が使えない場合

撮影した際の条件（機器の電圧、体動等）によりピクセル値（CT値）が低い場合、左の画像のメッセージが表示され「骨除去」で骨が消去できない場合があります。

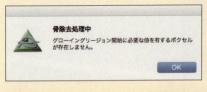

解決策としてマウスカーソルを削除したい骨に重ねると、ビューアの左上部にピクセル値が次の画像にあるように表示されるので、この値をメモしておきます。その後、「option」キーを押しながらツールバーの「骨除去」をクリックするとパネルが表示されます。このパネルに先ほど読み取ったピクセル値を「値」欄に入力し、「OK」をクリックします。

ただし、入力した数値によって血管など他の部位も除去される場合もあります。削除する形状や大きさによっては「鋏」を利用して削除するほうが簡単な場合があります。

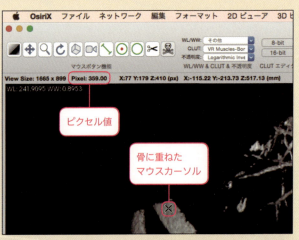
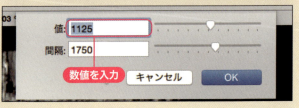

Step 11 骨の除去が済んだら再び「鋏」を使って肝臓の外側の余分なデータを除去する。囲んで残す場合は「return」キー、囲んで削除する場合は「delete」キーを押す。

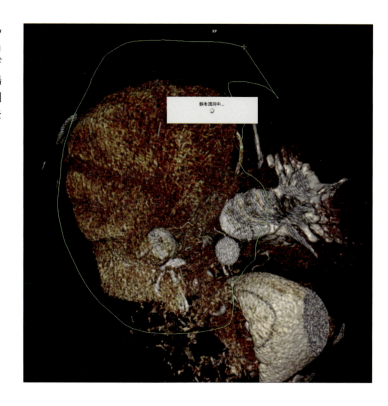

Step 12 肝臓だけのデータができたら、2Dビューアに戻る。

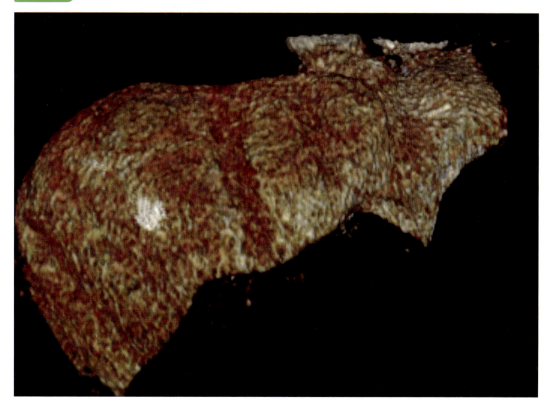

9 血管の描出（続）

　3Dサーフェスレンダリングを実行します。描出された血管の画像の状況を見ながらピクセル値を調整します。

Step 1　2Dビューア上では、骨が除去された状態になっている。

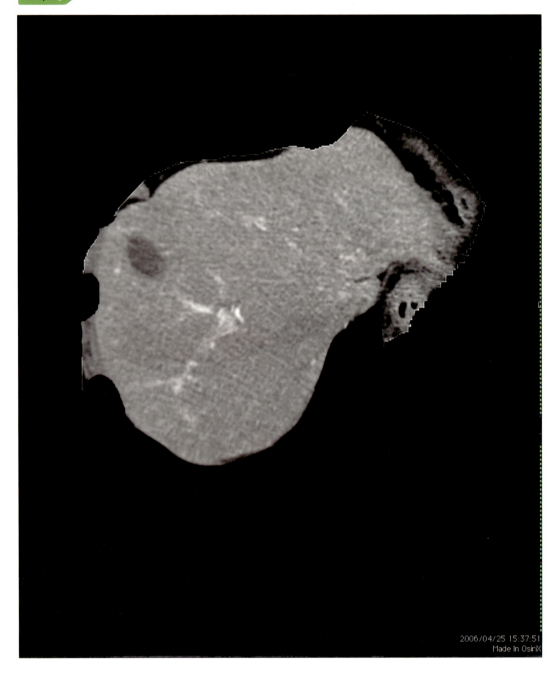

Step 2　ツールバーから「2D/3D再構成ツール」をクリック（①）し、プルダウンメニューから「3Dサーフェスレンダリング」（②）を実行する。

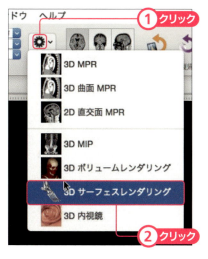

Step 3　第1サーフェスのピクセル値に「170」を入力（①）する。「OK」をクリック（②）。

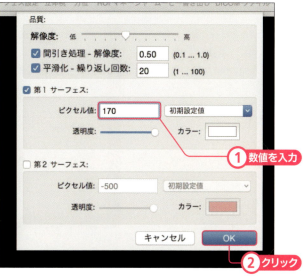

Step 4　肝臓内の血管のデータが完成した。ただし、ちょっと血管が途切れている。

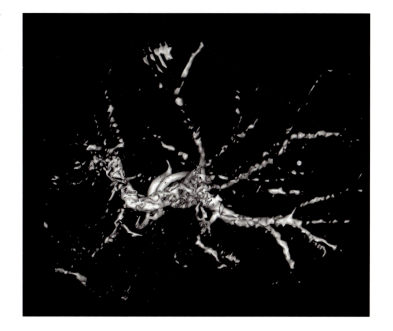

Step 5 ツールバーの「サーフェス設定」をクリックし、3Dサーフェスレンダリングを再度実行する。第1サーフェスのピクセル値に「160」を入力（①）する。「OK」をクリック（②）。

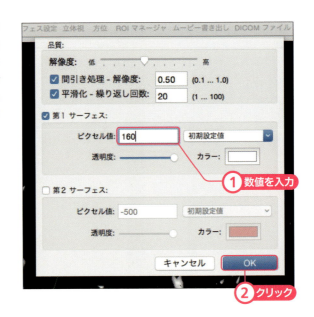

Step 6 再度描画したところ血管が繋がったデータが完成した。

Step 7 ツールバーの「3D-SR書き出し」をクリックし（①）、プルダウンメニューから「STLに書き出し」をクリック（②）。

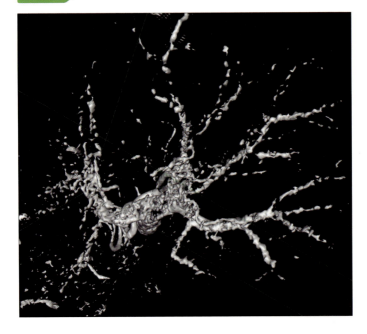

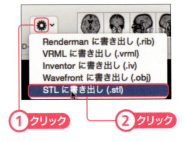

Step 8 作例ではSTLファイルとして「8_liver_vessel」のファイル名で保存した。

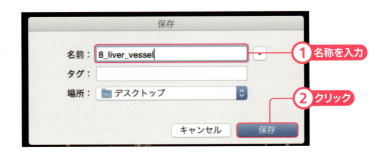

10 MeshLabによる肝臓と血管の表示

　肝臓と血管の3Dポリゴンデータの合成にはMeshLabを使用します。すでにここまでで作成した肝臓と血管のSTLファイルを読み込めば完成します。なお、モデルを合成するためには同一撮影時かつ同一座標系のデータであることが重要ですので、ご注意ください。

Step 1　MeshLabを起動する。

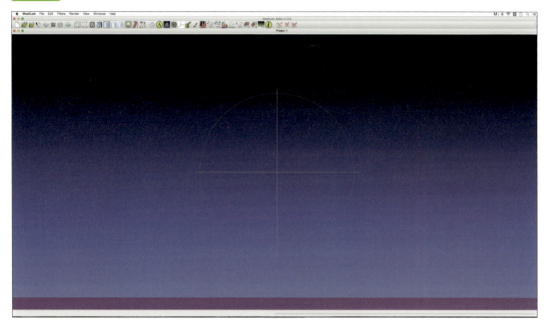

Step 2　メニューバーから「File」をクリック（①）し、プルダウンメニューから「Import Mesh」をクリック（②）する。

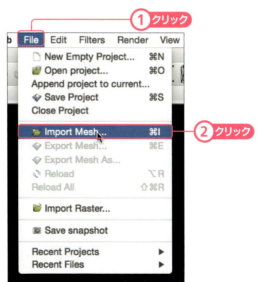

Step 3 「Import Mesh」ダイアログが開く。作成済みの「8_liver.stl」をクリック（①）して読み込む。「Open」をクリック（②）。

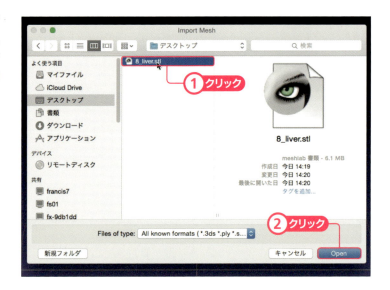

Step 4 「Post-Open Processing」ダイアログが表示されるので、「OK」をクリック。

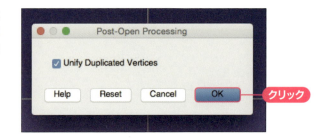

Step 5 肝臓の3Dデータが表示された。画面内の任意のポイントをドラッグすると自由に角度の変更や回転が可能。また、ホイール操作で拡大縮小ができる。

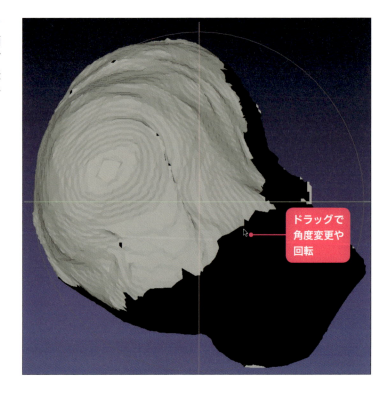

11 血管の3Dポリゴンデータを読み込む

　先に読み込み済みの肝臓のSTLファイル「8_liver.stl」に、血管のSTLファイル「8_liver_vessel.stl」を重ねて読み込みます。なお、この作業は血管のSTLファイルを読み込んでから肝臓、という順番でも問題ありません。また、今回はSTLファイル同士の重ねあわせですが、片方が別の形式（例：ply形式）にも対応しています。

Step 1　MeshLabのウインドウに「8_liver.stl」が表示されている。ツールバーの「Show Layer Dialog」をクリックする。

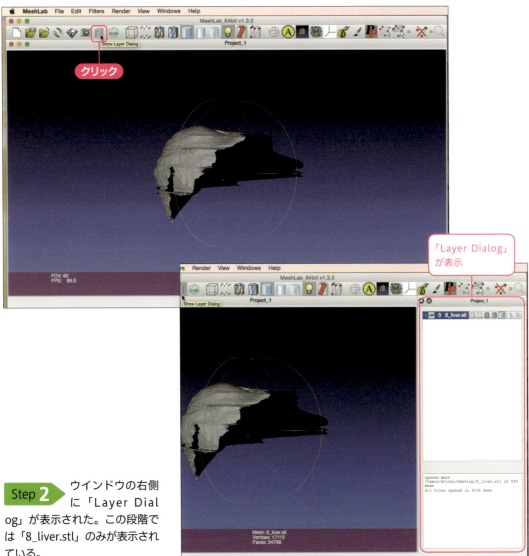

Step 2　ウインドウの右側に「Layer Dialog」が表示された。この段階では「8_liver.stl」のみが表示されている。

Step 3 ここに「8_liver_vessel.stl」をドラッグ&ドロップする。

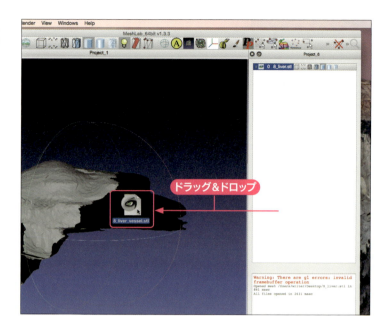

Step 4 「Post-Open Processing」ダイアログが表示されるので、「OK」をクリック。

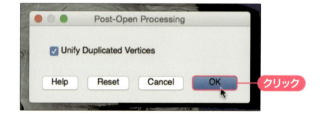

Step 5 「8_liver_vessel.stl」の読み込みが完了し、重ねあわせられた。「Layer Dialog」に「8_liver_vessel.stl」が新たに表示された。

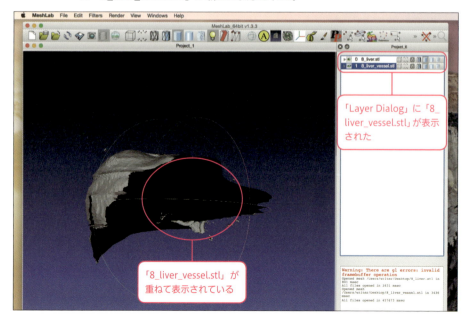

12 表示の変更

「Layer Dialog」を利用すると、ファイルの表示のオンオフや表示形式を管理することが可能です。なお、各ボタンの名称と機能は「第3章4 肺とがんのモデルをMeshLabで合成」（p.183）で解説していますのそちらを参照してください。

Step 1 肝臓のSTLファイル「8_liver.stl」と、血管のSTLファイル「8_liver_vessel.stl」は共に「Flat」表示になっているため、肝臓内部での位置関係がまったくわからない。

Step 2 肝臓のSTLファイル「8_liver.stl」を「Points」にするためクリック。血管のSTLファイル「8_liver_vessel.stl」は「Flat」表示のまま。

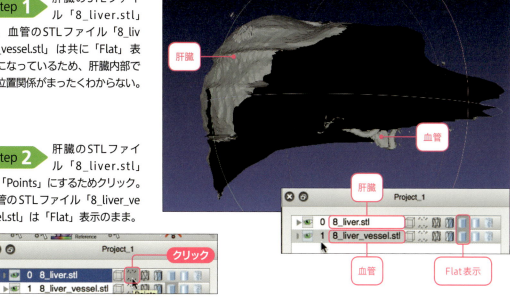

Step 3 ウインドウ内の肝臓のSTLファイル「8_liver.stl」が「Points」表示に切り替わった。「Flat」表示の血管のSTLファイル「8_liver_vessel.stl」が肝臓内部で広がっている様子が、肝臓の外側から透視できるようになった。

> **Note**
> ### ウインドウ内の操作方法
> ウインドウ内に表示させた物体は、左クリックしながらのドラッグで縦横への回転、センターホイールの手前回転で視点の後退、奥側回転で視点の前進が可能です。

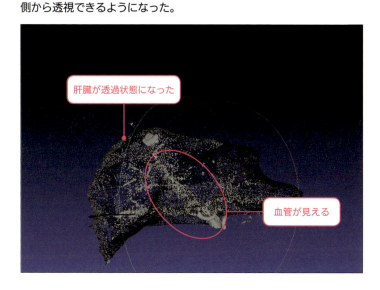

13 ファイルの着色

　読み込んだファイルを着色すれば、直感的な理解を助ける、あるいは識別性を高めることなどが可能です。作例では肝臓を黄色に、血管を赤色に着色します。

Step 1 着色するにはメニュー「Edit」内（①）の「Z-painting」をクリックする（②）。

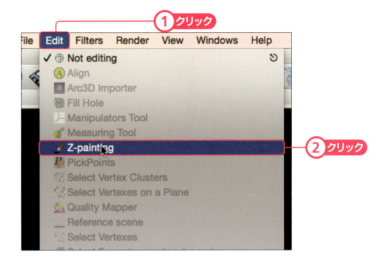

Step 2 パネルが表示されると同時にマウスカーソルがブラシの形状に変わった。ここではカラーやブラシ、サイズなど細かな設定が可能。
なお、この状態では表示させている3Dデータへの着色しかできないため、
3Dデータの回転や向きの変更をするには、Editモードを抜ける必要がある（後述p.268）。

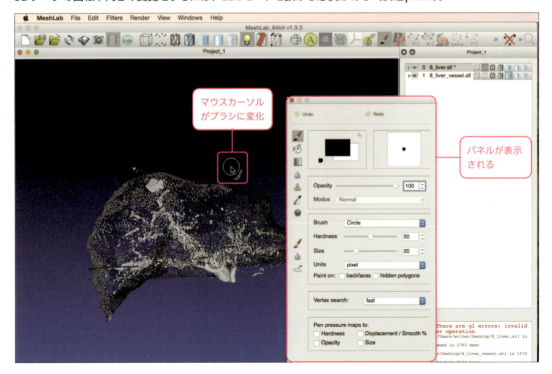

Step 3　血管を赤く着色するために肝臓を非表示にすると作業がしやすい。「Layer Dialog」内「8_liver.stl」の目のアイコンをクリックして閉じた状態にする（①）。そして塗る対象の「8_liver_vessel.stl」をクリック（②）して選択する。ウインドウ内で肝臓が非表示になった。

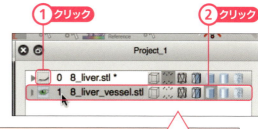

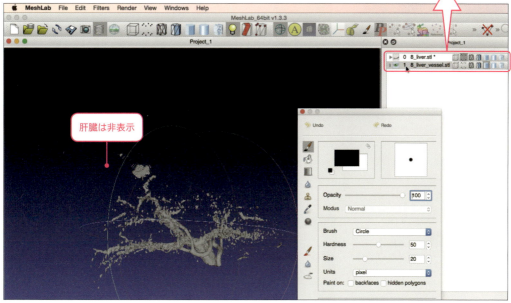

Step 4　パネルのカラー表示エリア（長方形）をクリックすると（①）、カラーパネルが表示（②）されるのでスライダをドラッグ（③）してカラーチャートから赤色を選んだ（④）。着色モードは初期状態の「筆」のままで（⑤）、「OK」をクリック（⑥）。

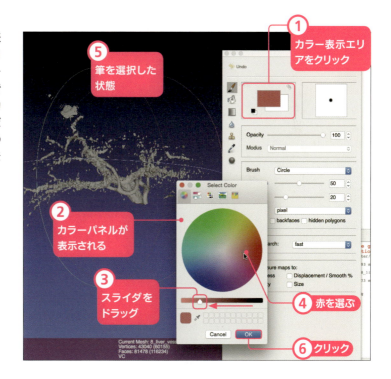

267

Step 5　血管の表面をマウスカーソルでドラッグすると、赤色で着色される。

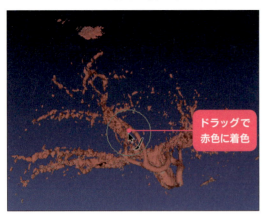

Step 6　同様に肝臓を黄色で着色する。「Layer Dialog」内の「8_liver.stl」の目のアイコンをクリックし開いた状態にする（①）。同時にファイル名の欄がグレーになり、作業対象に設定される（②）。

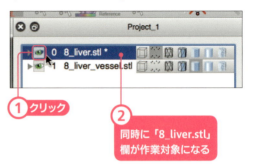

Step 7　Step4と同様の手順で黄色を選ぶ。今回は「筆」ではなく「バケツ」を選んだ。

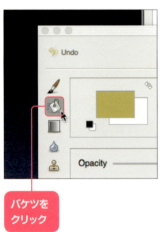

Step 8　この状態で肝臓をクリックすると一気に黄色に着色される。これで血管と肝臓が直感的に見分けられるようになった。

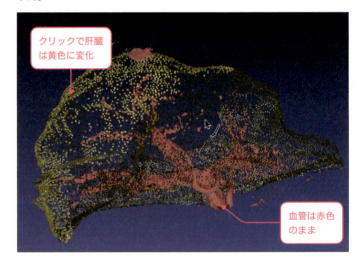

Step 9　「Z-painting」による着色を終了するには、メニュー「Edit」（①）内「Not Editing」（②）をクリックする。

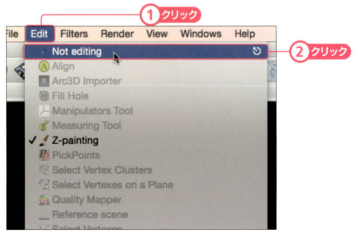

14 別ファイル形式での保存

　MeshLabで合成した3DポリゴンデータはSTL形式やPLY形式など様々な形式で保存することが可能です。ただし、STLファイルは色彩情報は保存されません。また、複数のファイルを開いている場合、選択中のファイルのみが保存されます。色情報も保存したい場合はPLY形式やVRML形式がよいでしょう。

> **Note**
>
> **複数のファイルの作業状況を保存する場合**
>
> MeshLabオリジナルの保存形式になりますが、「File」内「Save Project」を利用すると複数のファイルの作業状況を「MeshLab Project」形式でまとめて保存することが可能です。

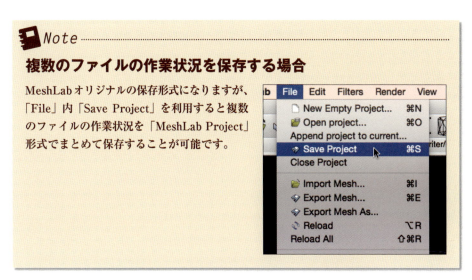

Step 1 メニュー「File」内（①）「Export Mesh As…」をクリック（②）。

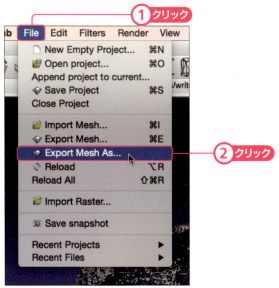

Step 2　ファイル名「liver2」を入力する（①）。保存形式について、初期状態はポリゴン形式（Ply）だが、「Files of type」をクリックして（②）ドロップダウンリストを表示させる（③）とSTL形式など保存可能なファイル形式が表示される。

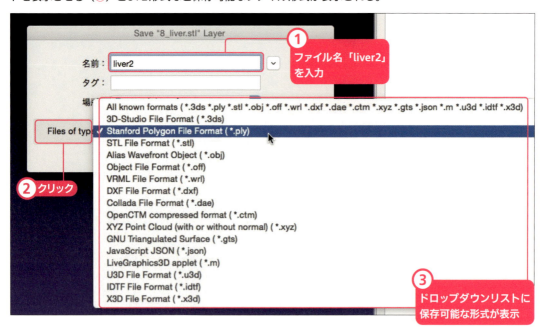

Step 3　「Save」をクリック。

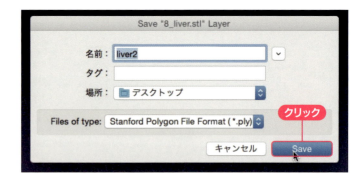

Step 4　「Choose Saving Options for（オリジナルのSTLファイル名）」が表示されるので、「Texture Name」等が必要なら入力し「OK」をクリック。

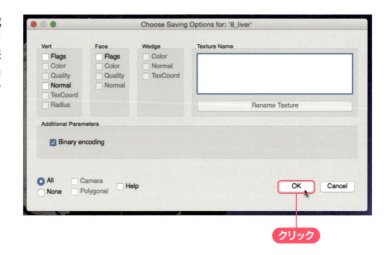

第4章

3Dプリンターによる臓器模型の造形と活用

第4章では筆者と株式会社ファソテックが製作した
臓器や骨格などのモデルを例に
実際の模型とその活用例を解説します。
ここに掲載した模型は、
医療分野で3Dモデリングが利用され始めた頃から、
教育用や術前検討用として試行錯誤を繰り返しつつ、
様々なアイデアを盛り込んで製作したものです。
皆さんが3Dモデリングと3Dプリンターによる模型出力をする際の
ヒントになればと思います。

第4章

1 教育用可視化モデル
正常肝臓

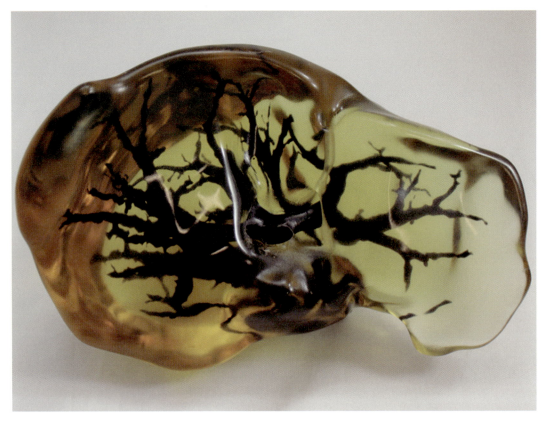

透明な樹脂により、内部が透見できる　　　　　　　　　　　　（株式会社ファソテックより提供）

　本模型は、正常肝臓の3Dモデルで、肝臓実質は透明な樹脂素材で作っています。内部を走行する血管および門脈・肝動脈・肝静脈・胆管などの血管脈管は黒い樹脂で造形しています。
　血管の走行状態が模型の外側からよく見えます。

第4章 2 可視化モデル
肝臓と血管

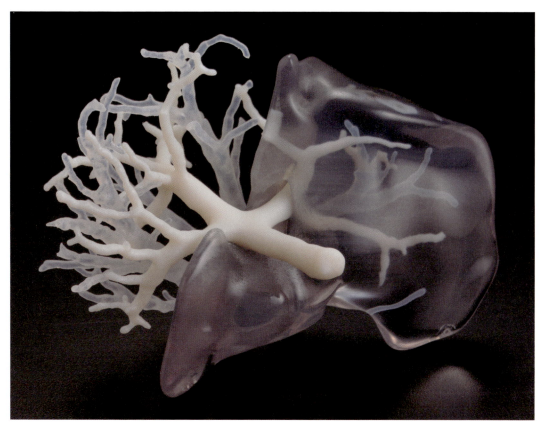

手術の切除部位を再現　　　　　　　　　　　　　（株式会社ファソテックより提供）

　この模型は、肝臓の左葉を残して右葉を切除する手術の際、肝臓を半分に切った断面に血管がどう分布しているかを視覚的に理解しやすくするものです。実際の手術で切除する断面に合わせ、肝臓の実質を半分のみ再現しています。そして血管は切除する部分も含め肝臓全体を再現しています。

　模型の目的は、肝臓内の血管をすべて再現することで、手術時の切断面より血管がどこまでどういう風に伸びているかについて理解できることです。肝臓の切断面までの造形では、実際の手術で残すべき血管と切除するべき血管を判断できない場合があります。血管をすべて造形

肝臓の実質を造形しない左半分は、血管の間をサポート材で充填し、出力完了後に高圧洗浄機で洗い流します。

することで、血管がどこまで伸び分布しているかを視覚的に確認することが可能になります。さらに実際に切除する範囲を決める参考にでき、手術時の各部位の位置関係を事前に模型上で把握・確認するシミュレーションとしても利用できます。

本書で紹介している可視化モデルの造形用途に使用した3Dプリンターは、網点印刷が可能であるなど、たいへん高性能です。例えば出力ヘッドの精度は、一般に入手できる民生用3Dプリンターの100倍以上にも及びます。

「半透明」表現の実現で視認性向上

本模型では門脈は白、肝静脈は半透明、全二種類の樹脂素材を使用して造形しています。これは本模型を作成した当時、造形用に使用していた3Dプリンターのノズルは二種類の樹脂素材とサポート材までしか同時に出力できませんでした。白か透明のいずれかしか使えなかったため、工夫をして白と透明樹脂素材の混在使用により半透明を作り出しています。

半透明表現について、二種類の樹脂素材を混ぜるだけでは濁るだけで、半透明をきれいに表現することは困難なことが実験でわかりました。そこで筆者と株式会社ファソテックは試行を重ね、透明な血管の表面に白い網点を印刷することで半透明を表現することに成功しました。表面だけ立体的に細かな網点印刷するため立体的な半透明表現を実現し、さらに光が透過するため模型の内部を明るく見せる効果も得られました。

最新の3Dプリンターでは複数の素材での出力が可能ですが、網点の大きさを変えることで透明度と色調をコントロールすることも可能なので色々試してみると良いでしょう（これは筆者と株式会社ファソテックの特許技術です）。なお、現在では二種類以上の複数の樹脂素材を使用できる3Dプリンターがすでに市販化されています。

第4章 3

患部可視化モデル
肝臓がん

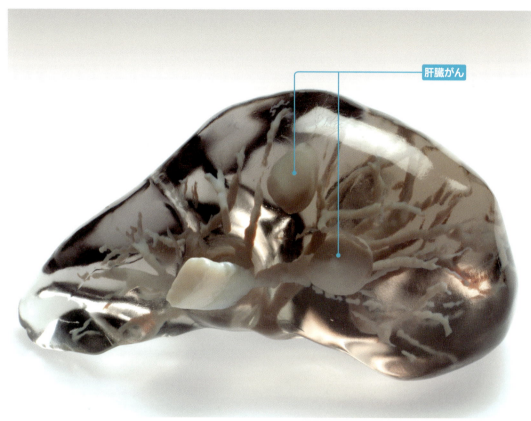

透明樹脂で作られ、肝臓がんが透けて見える

　この「肝臓がん患部可視化モデル」は、肝臓を透明樹脂素材で、動脈や静脈を白色樹脂素材で造形しています。肝臓内にはがんを二ヶ所で球状に造形しています。なお、変形しない固い樹脂を使用しているため、歪ませたり切ることはできません。製作方法は、肝臓（表面）、がん、静脈・動脈・門脈の3つの部位をそれぞれ別のSTLファイル化し、一体として造形出力したものです。

　肝臓の実質が透明な樹脂素材で作成したことで肝臓内部の立体構造が透けて見えます。これにより切除する範囲、およびがんと血管の位置関係が非常に明白になるため、手術の事前検討用に大変有効な模型です。

この肝臓がんの可視化モデルは、模型の種別として出力後に硬化する樹脂を使用した「ドライモデル」に分類されます。本文でも解説していますが、出力後は樹脂が硬化するため加工や研磨は専用の機材を使用します。

第4章

感触近似モデル
柔らかい肝臓

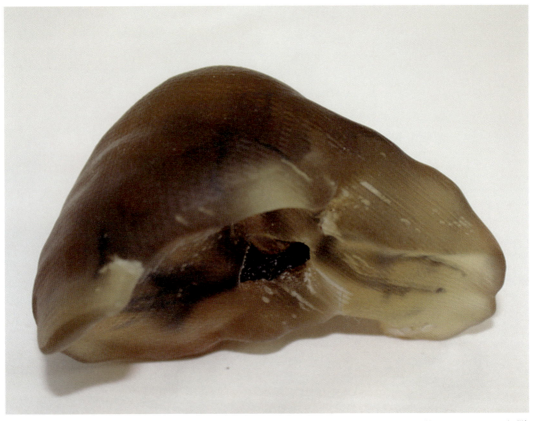

柔らかい樹脂で造形し、実際の感触のように肝臓と血管をゆがませることができる　　　（株式会社ファソテックより提供）

　「感触近似モデル（肝臓）」は、肝臓全体を柔らかい樹脂で造形し、再現しています。なお、本模型は表面が曇って見えますが、これは造形に使用する樹脂が硬度によって透明度が異なるためです。2016年2月現在、透明度の高い樹脂素材は硬度の高いものとなっています。そのため実際の肝臓の柔らかさに近づける場合はどうしても透明度が下がってしまいます。

　このようにあらかじめ模型の使用目的に応じ、目視での利用を重視するのか、切除あるいは手術時の変形を確認することを目的とするのか、樹脂素材を選択することが大変重要です。

比較的透明度が高く柔らかい樹脂素材は現時点で黄色のものしかありません（2016年2月現在）。この樹脂素材を使う場合、中の血管を白い樹脂で作ると黄色の樹脂越しでは視認性がよくありません。血管や脈管を黒い樹脂素材で造形すると黄色の樹脂で臓器の実質を作成しても視認性が高くなり、見やすくなります。

第4章

5 感触近似トレーニングモデル
切れる肝臓

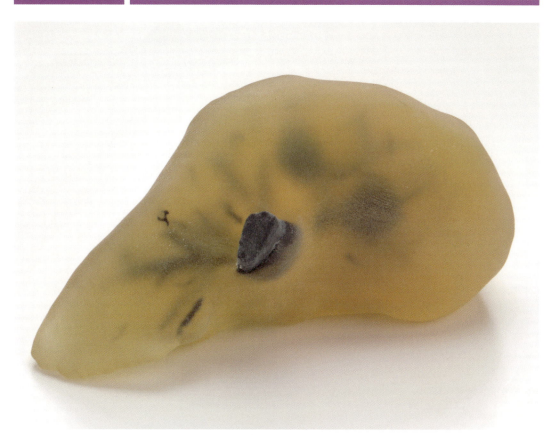

より柔らかい樹脂で造形し、切離や手術を再現できる。がんの位置関係も明瞭に

　肝臓の触感を模型で再現したものです。「1　教育用可視化モデル　正常肝臓」と比較して、同じ半透明黄色の樹脂素材ですが均一にややくすんだ色調を示しています。手で持ってみると、1のモデルよりも柔らかい樹脂素材で作成されています。

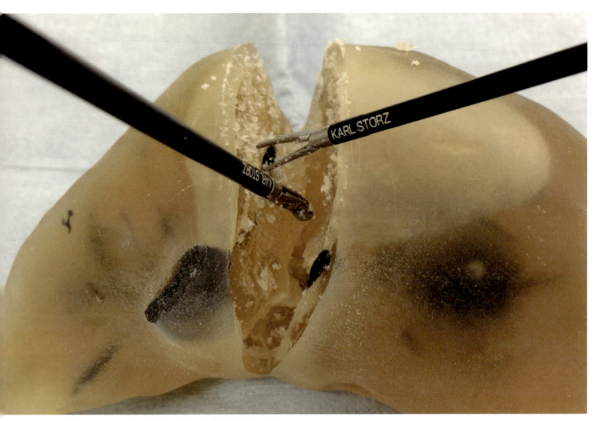

軟性モデルにサポート材を充填した手術訓練用モデル

　メスを入れることを前提に表面1cmだけ柔らかい樹脂で作成し、その内側にはサポート材と呼ばれる樹脂素材を充填しています。サポート材は3Dプリンターで出力する際に造形物を保持するために用いられるジェル状の樹脂素材で、通常は最終的にウォータージェットで全て除去します。この模型では、饅頭のように皮を固めの樹脂、中のあんの部分をサポート材のように構成し、サポート材を内部に残すようにデザインしています。サポート材の量やそれを包む樹脂の厚さを変化させることで、実際の肝臓を切除する、肝臓らしい触感を自由に再現できます。さらにサポート材は水を含むとゼリー状になるため、よりリアルな触感で手術の演習が可能になります。なお、これも筆者と株式会社ファソテックの特許技術です。

サポート材の利用例

立方体の型枠の中に3D造形した臓器とサポート材を出力するものです。型枠（箱）と腎臓を通常の3Dプリンター用造形材で、その隙間をサポート材で充填して、それぞれ出力したものです。内部の臓器ポリゴンデータはOsiriXで作成し、外側の箱のデータはMeshMixerで作成しました。これにより実際の手術中に臓器周辺の脂肪を剥離する練習を、臓器模型をサポート材から掻き出すことで再現できました。筆者のチームでは新人訓練の手術用トレーニングの手法として活用しています。この白いサポート材に水を加えると生体の脂肪と似た触感や見た目になり、よりリアルな手術の訓練として有用です。

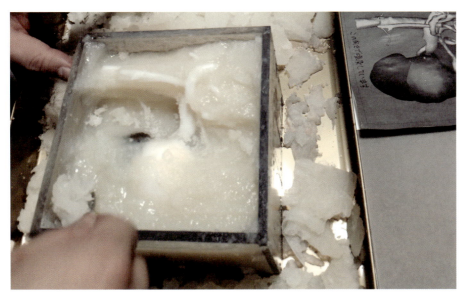

水を含ませたサポート材が、リアルな感触を再現している

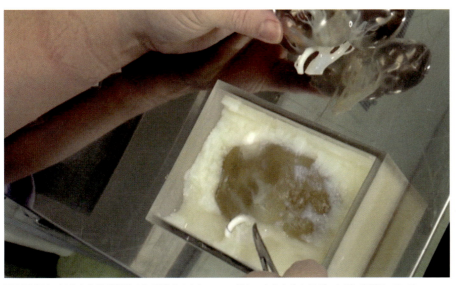

腎と腎動脈の結紮を後腹膜脂肪より剥離するトレーニングを、水分を含むサポート材で再現している

第4章

6 病変可視化モデル
腎臓がん部分切除術

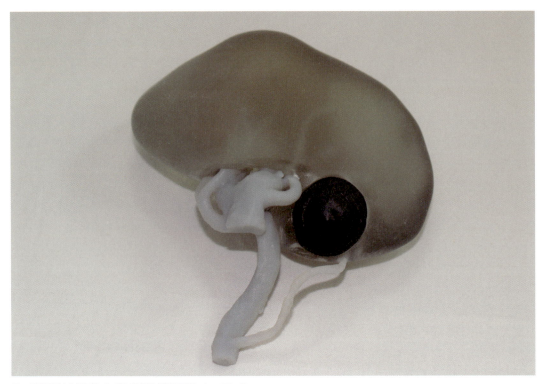

黒い樹脂素材を使用したがん部分は着脱可能になっている

　本模型は腎臓とがんで構成されます。腎臓の表面は半透明な軟質樹脂、血管は白い樹脂素材、がんは黒い樹脂素材を使用し造形、STLファイルは腎臓、血管、がん、それぞれで別に作成し、がんは着脱可能なように造形出力も別に実施しています。

　あとからがん部分を着脱可能にするためには、データ作成時に腎臓のデータのうち、がんが存在する部分を空隙となるようデータを削除しておかなければなりません。造形をする際、完成品を立体的にイメージしながらデザインすることが重要です。特にこのモデルのように臓器のデータからがんのデータを引き算しておかないと、臓器とがんをそれぞれ分離可能な模型として作ることはできません。

複雑な構造の患部可視化モデルの作成は、医療用モデリング専任オペレータが元のDICOM画像を参照しながら、加工から模型の出力まで一貫して制作するとよいでしょう。

第4章 7 手技練習用モデル 前立腺全摘術

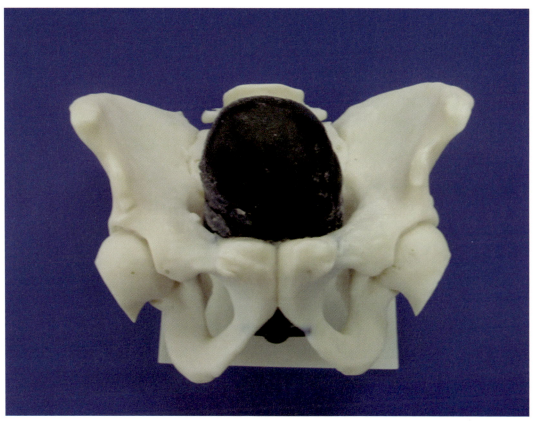

出力した際のバランスを考えて、底部の台座も骨盤と一体化してある

　「手技練習用モデル 前立腺全摘術」用の模型で、骨盤（白い樹脂素材）と、その中にある膀胱と尿道、前立腺（黒い樹脂素材）で構成された骨盤内の泌尿器手術用の模型です。手術支援ロボット「ダヴィンチ」を使用する際に、狭い骨盤底の手術のために作成したものです。

　なお、骨盤だけでは模型自体の安定性が確保されないため、底部の台座も骨盤と一体化して出力して安定するようにしています。このように出力した際のバランスも考えて模型を造形することが望ましいです。

手術支援ロボット「ダヴィンチ」は、米国 Intuitive Surgical, Inc. が開発した外科手術支援用ロボットです。世界各地の医療機関で利用が進んでおり、日本国内では前立腺がんの全摘出手術他で利用例があります。

第4章

8 病変可視化モデル
骨盤骨折整復術

この模型は外傷による多発骨盤骨折を再現したもので、骨折により実際の骨のパーツは相互に離れてしまっている状態です。このような場合、骨折状態をそのまま模型として造形出力した場合、骨相互の正確な位置関係が再現できなくなります。本模型ではそれを避けるため3Dポリゴンデータ作成時に骨各パーツの間をブリッジし、それぞれの位置関係を正確に保持・固定するように造形出力しています。

本来、人体であれば骨折していても筋肉組織などで位置が保たれます。

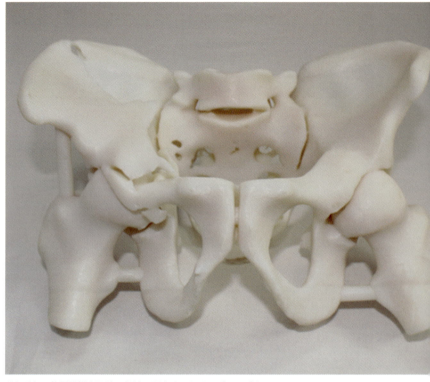

それぞれの位置関係を正確に保持・固定するためにブリッジを作成し、骨を連結している

3Dプリンターで骨格のみ造形出力する際には筋肉の代わりをするものを作成しないと、出力後にサポート材を洗浄処理した段階でパーツが分離する可能性があります。特に多発骨折では骨が細かい破片に分離している場合があり、ブリッジを作成せずに出力してバラバラの状態になってしまうと、本来の位置関係を再現するのはまず不可能です。そのような状況を回避するため、このようなブリッジを作成し骨を連結しています。なお、どこにブリッジを作成するかは、模型として出力した際、荷重がどのようにかかるかを考慮して構築します。

DICOM画像やOsiriXの3D画像を見ただけでは、骨が分離しているかはすぐに判断できないことがあり、STLファイル化しても気がつけないことが多々あります。そのような場合は、3Dプリンター用CAD/CAMアプリケーションで、各パーツの接合状況等を確認できます。

第4章 9 内部構造・強度再現モデル
大腿骨

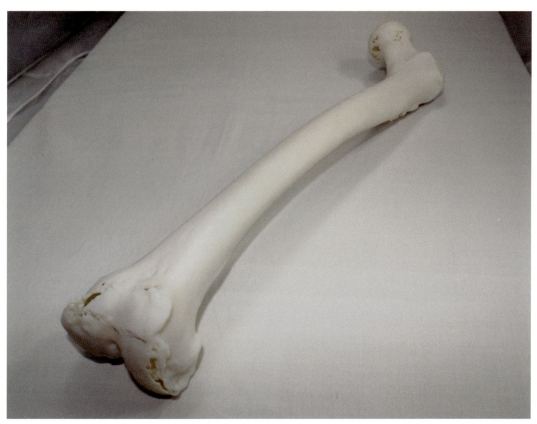

病気での劣化状態や年齢に応じた骨の強度を再現することができる　　　（株式会社ファソテックより提供）

　大腿骨の人工膝関節置換術のシミュレーション用模型です。骨だけを造形する場合は出力用素材が単一で済むため、コストを下げることができます。

　さらに骨の外側の形状のみが必要な場合は、内部は中空として3Dポリゴンデータを作成し、出力時にはサポート材のみ充填するように設定するとコストを下げられます。

　また、骨の内部構造をハニカム状にデザインすれば骨の模型の強度を自在に変更することが可能です。これを応用して骨粗しょう症など病気での劣化状態、あるいは年齢に応じた骨の強度などを模型で再現すること可能になります。

骨の強度を変えるため、内部構造をハニカム構造だけでなく、四角形や三角形、さらに中空などに設定することもあります。このように骨の構造を変えることで、高齢者やスポーツ選手など年齢や体質等にあわせた骨の耐久性を変えたモデルを自由に作り出すことが可能になります。

第4章

10 手術シミュレーションモデル
頭蓋骨形成術

　頭蓋骨の一部が欠損した症例に対して、3Dプリンターで欠損部を形成するためのシミュレーションとしてパーツを作成しています。

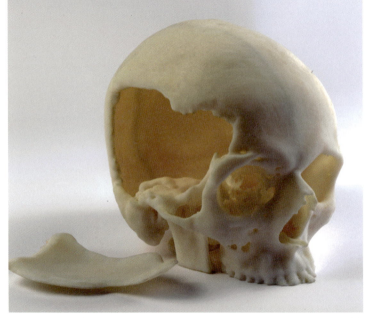

頭蓋骨側頭部の欠損形成シミュレーション例　　（株式会社ファソテックより提供）

　こちらが実際に欠損部を3Dプリンターで作成したシミュレーション用パーツの画像です。このパーツはあくまでもシミュレーション用で人体に移植はしません。実際に移植するには、骨と親和性の高いハイドロキシアパタイトやカルシウムなどの生体適合性素材や生体由来素材で作成します。すでに実際に人体に移植されている例も報告されています。

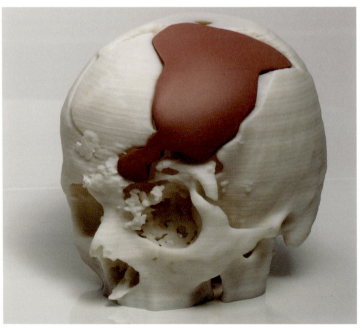

頭蓋骨側頭部の欠損形成シミュレーション例（着色樹脂版）

（株式会社ファソテックより提供）

第4章

11 手術シミュレーションモデル
下顎骨再建

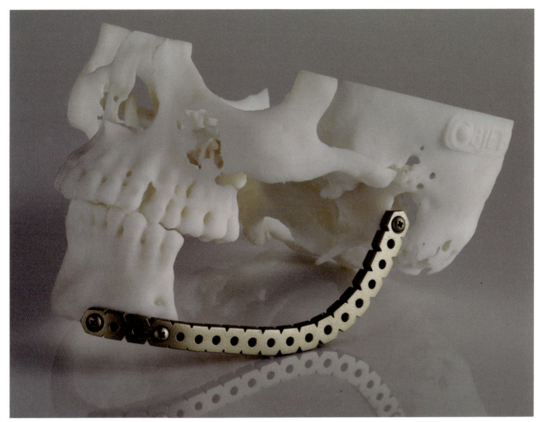

顎関節の機能を事前に検討するためのシミュレーションに用いられている　　　　（株式会社ファソテックより提供）

　本模型は下顎部を切除した症例に対し、顎関節を再建するために作成された樹脂製のプレートです。顎がどのくらい開けばいいのか、かみ合わせなどの顎関節の機能を事前に検討するためのシミュレーションに用いられました。なお、実際に人体へ移植するパーツは、生体適合性を考慮し、このプレートの形状を元にして作られた金属部品を使用しています。

生体適合金属の例としてチタンとチタン・ニッケル合金、セラミックスなどが利用されています。これらの素材は摩耗や腐食性、コストなどの要素で長所と短所があり、用いる部位や耐久性、費用で選択されます。

第4章

12 教育用可視化モデル
歯・顎

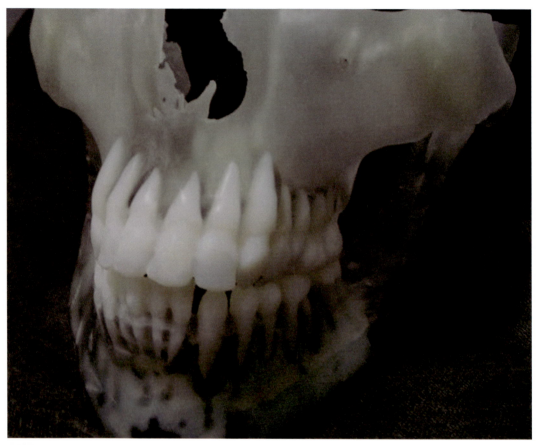

上顎骨や下顎骨を透明樹脂素材で造形することで、歯根部を可視化している　　　　（株式会社ファソテックより提供）

　歯科口腔外科用の模型です。
　従来までは歯や顎は全て白い樹脂素材で造形していましたが、周囲の上顎骨や下顎骨は透明樹脂素材で造形することで、歯根部を可視化した模型を作成可能になりました。歯科口腔外科の手術のみならず、インプラントなど人工物を装着する場合の検討用モデルとしても大変有用です。
　なお、複数の樹脂素材を利用して歯と骨を別素材で造形出力できるのは、歯と骨でCT値が若干違うことを利用しています。

歯との骨のCT値について、撮影条件によって異なりますが骨は100～1000、歯は1000～2000程度となります。このCT値の差を利用することで、歯と顎の骨を分離したSTLファイルを作成することができます。

第4章

13 手技練習用モデル
全腹部

これは全腹部の模型で、骨を白、臓器を黒い樹脂素材でそれぞれ造形したものです。なお、黒い樹脂素材はゴムライクな軟性樹脂を使用しています。模型中心部分に膵臓、向かってやや右上側に脾臓、対称にあるピーナツ型の臓器が腎臓です。

この模型は、臓器周囲の動脈や静脈など血管を正確に再現しています。手術前に患者の体を模型化することで、患者によって個体差のある体の構造を事前に把握できる上に、手術のプロセスを練習することも可能です。臓器を手術する際、腹部の動脈、臓器の周囲の動脈や静脈などの血管を同時に模型で再現することで、血管処理の順番や位置関係を明確に理解することができます。

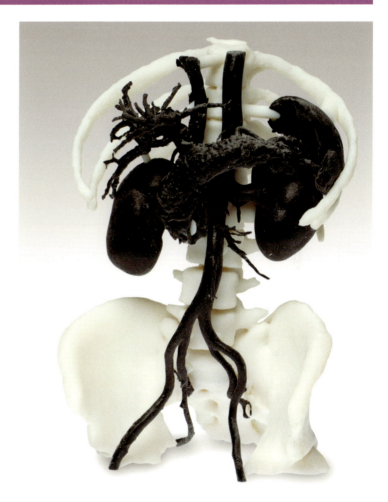

骨を白、臓器を黒い樹脂素材でそれぞれ造形したもの。臓器周囲の動脈や静脈など血管を正確に再現している

第4章

14 手技練習用モデル
大動脈瘤の軟性血管モデル

　本模型は大動脈瘤の血管モデルとして作成したものです。動脈に半透明樹脂を使用し、動脈内部を中空として造形しています。大動脈瘤はカテーテル治療が行われますが、本模型は血管部分に透明な軟性樹脂素材を使用し、さらに血管模型内部を中空で造形しているため、実際にステントによる手技を事前にシミュレーションすることができます。血管内部でのステントの移動や塞がない部分、ステントを開いた時に血管がどのくらい変形するのかを治療前に確認することができます。

血管模型の中空部分の作成

　血管のCT画像は造影剤を使用して撮影します。必要な部分の血管全てのSTLファイルを作成し、さらに血管壁を0.5cmから1cmの厚さに設定した一回り小さなSTLファイルを作成しています。本来、CTでは血管の壁は撮影できません。血管模型の内部の中空は、3Dプリンター業者が使用しているアプリケーションで中空かつ均一な円筒形になるよう依頼して作成したものです。つまり模型の血管は、実際の人体の血管から得た情報だけで作っているわけではありません。なお、3Dポリゴンデータを加工することが可能なモデリング用アプリケーションを使用すれば業者以外でも同様な加工は可能になります。

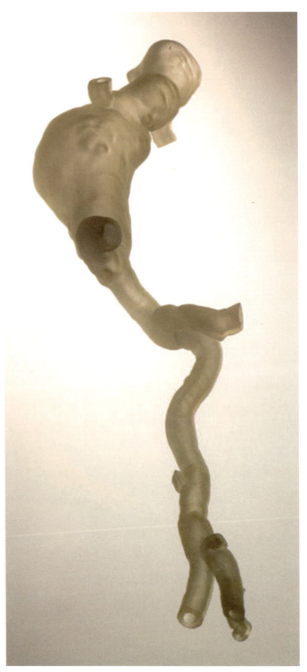

動脈内部が中空になっており、ステントを開いた時に血管がどのくらい変形するのかを治療前に確認することができる

（株式会社ファソテックより提供）

第4章

15 教育用可視化モデル
脳と頭蓋骨

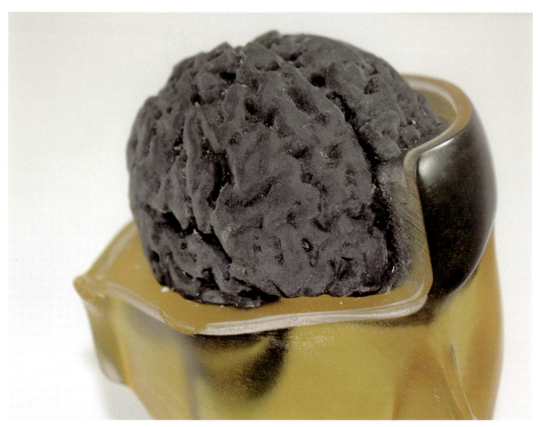

頭と脳の位置関係を理解するための教育用モデル。額や目など顔の表面と脳との関係がよくわかる

(株式会社ファソテックより提供)

　頭と脳の位置関係を理解するための教育用モデルです。体表の一部を切除して、脳の一部を露出するような断面加工を加えた模型です。脳を露出させる断面の高さを変化させることで、額や目など顔の表面と脳との関係がよくわかる模型になっています。

切断面を顔面右側を眼球部分直上、顔面左側を額部分でデザイン的に変化を付けています。本書サンプル「Head」のデータを利用すればこのモデルと同様な左右で切断面にアクセントを付けてデータを加工することも可能です。

第4章

16 教育用可視化モデル
脳と頭蓋骨（小児）

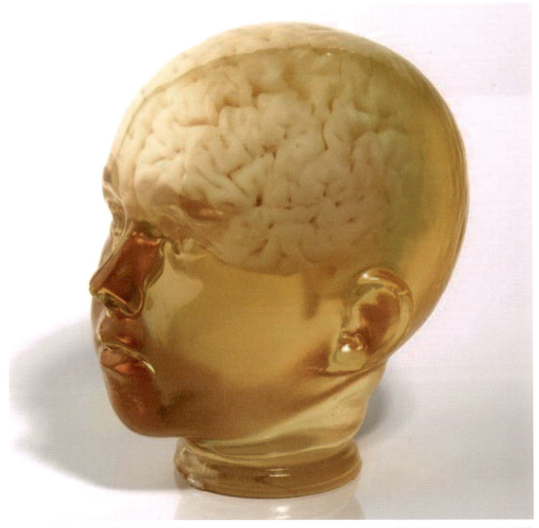

体の表面が透明な樹脂素材で造形され、脳が透けて見える　　　　　　（株式会社ファソテックより提供）

　脳の実質を白い樹脂素材で、体の表面を半透明な樹脂素材で造形した模型です。脳外科手術の際、頭蓋骨のどの部位に穴を開けて脳へアプローチするか、ルートを検討するのに有用です。

頭部などの手術検討用モデルは、費用的な点から等倍サイズでは作成しない場合があります。一般的には造形出力した際、視覚的に小さすぎないサイズ、かつ予算を考慮したスケールで制作します。

第4章

17 教育用モデル
肺と気管・気管支

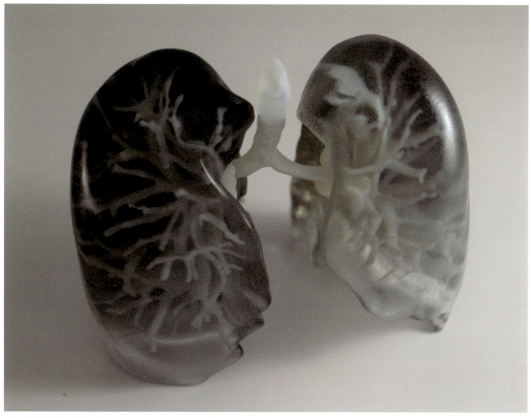

肺の実質が透明な樹脂素材で造形され、肺の区域が一目で理解できる　　　　　（株式会社ファソテックより提供）

　肺の実質を透明、気管・気管支を白い樹脂素材で造形した模型です。肺の区域が一目で理解できるように製作しています。

　なお、この模型は気管・気管支部分の細いパーツで肺を構成する樹脂素材が充填され、重量のある部品を支える構造になっています。このような構造は大変破損しやすくなります。模型製作の際は、全部品を同時に造形出力するのではなく、それぞれ別に出力して後から組み合わせる方が破損を避けることができます。

写真の模型は中央の気管支の部分で両側の肺を支えている構造です。肺が樹脂の塊ということもあり、実際、その重さで気管支部分を出力後に破損しています。このような形状の模型の場合、肺の底部に繋げた台座を出力し、そこで全体の構造を支えるようなデザインにするのも一案です。

第4章

18 教育用モデル
胸部・縦隔

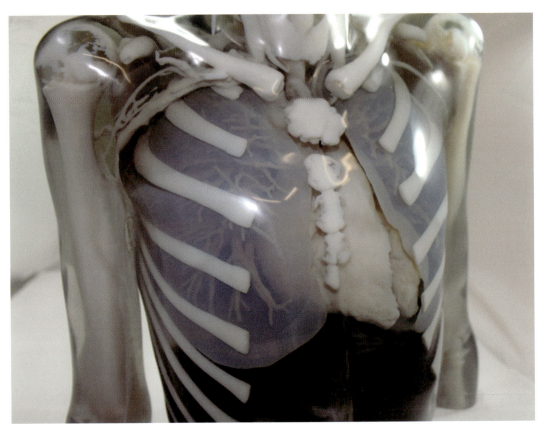

造影CTによる胸部の模型。肺や甲状腺など各臓器や骨、血管の立体的な位置関係が明確にわかる

　造影CTによる胸部の模型で、教育用モデルとして肺や甲状腺など各臓器や骨、血管の立体的な位置関係が明確にわかる様に構成されています。

　体表は透明にし、肺の表面には白い細かな網点を打つことで半透明を表現しています。さらに肺の内部の血管や心臓、骨を白にして、樹脂素材を使用して出力しています。肺の表面を半透明表現することで、肺の血管や心臓を透過して見ることが可能になっています。透明樹脂上に印刷する白の網点の大きさや数、密度を工夫することで、半透明表現の見え方をコントロールしています。

この模型は人体模型を実際の人体から得たデータで作成しています。特に各臓器の立体的な位置関係が一目瞭然で教育用モデルとして有用です。なお、網点で透明樹脂の透明度を変化させる技術は筆者と株式会社ファソテックの特許です。

第4章

19 教育用モデル
心臓（キューブ造型）

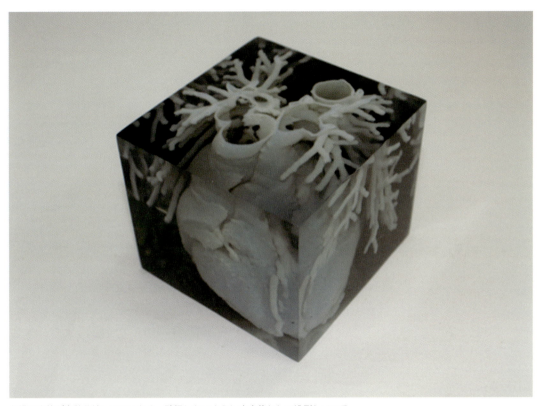

心臓は血管が多数分岐しているため、破損しないように立方体として造形している

通常、心臓だけ模型として造形すると形状的に安定性に乏しくこれも破損の原因となりがちです。そこで、破損を防ぎ模型としての安定性を高めるために立方体としてキューブ造形したのがこの模型です。透明な部分はベロクリアという樹脂を使用し、心臓の内部構造を目視できるようにしています。心臓壁は白い網点で表現しているため、光線が透過するようになっています。大血管や心室の空隙部分も透明なベロクリア樹脂を充填しているため、内部の三尖弁や肺動脈弁などを観察することができます。心臓関連症状では弁の手術をする機会が多いため、視覚的・直感的に構造を理解できるモデルは教育用として重要です。

臓器の立体模型を造形出力する場合、臓器や血管以外の部分の空隙は、サポート材と呼ばれる出力後に洗浄して除去する物質を充填して出力します。そのため、血管や臓器の耐久性は樹脂の強度に依存するため、心臓のように血管が多数分岐している臓器を造形すると少しの衝撃でも破損してしまうことがあります。

第4章

20 教育用モデル
手

　この模型は手全体を透明の、骨を白のそれぞれ樹脂素材で造形しています。手の細部の手術の際に中の構造を理解するための模型です。

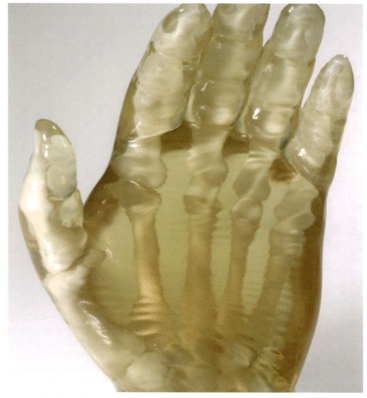

手の手術検討用の模型で、さらに血管を入れて製作することもある

（株式会社ファソテックより提供）

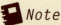 Note

手の再現性

実はこの模型に血管を別途造形すれば、模型で手のひら静脈認証システムを認証させることも可能と言われています。筆者は試していませんが、やわらかい樹脂素材で手のひらを造形し、血管部分に実際に血液を入れるというものです。セキュリティの仕組みとして手のひら静脈認証システムが登場した2000年頃には、3Dプリンター自体が高価で、臓器や器官を再現するような医療分野での利用はまったく進んでいませんでした。このように想定外の技術の進歩が、既存の別の技術に影響を与えた典型例と言えるのかもしれません。

第4章

21 教育用モデル
足

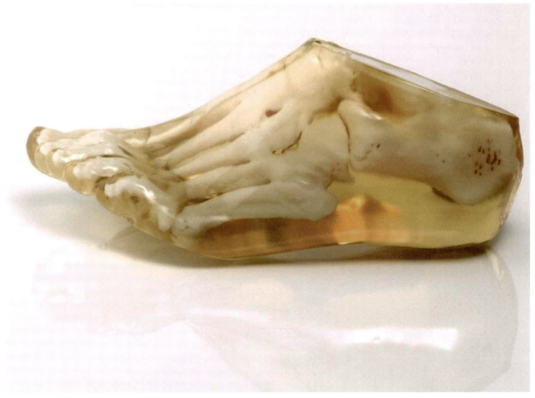

樹脂素材が白いので陰影によって凹凸感が感じられる　　　　　　　　　　（株式会社ファソテックより提供）

　この模型は左足底部全体を透明の、骨を白色の樹脂素材で造形しています。手術の際の足の構造を理解する際に有用です。

　次ページの画像は悪い模型例として紹介するもので、左足底部全体を透明の、骨を黒色の樹脂素材で造形出力しています。本節画像一枚目は骨を白色の樹脂素材で出力しており、見比べるとかなり印象と得られる情報量が異なることがおわかりになると思います。二枚目の模型ではこまかなディティールがよく見えません。黒い樹脂素材では立体物の陰影が素材の黒色と区別できず、全体的にコントラストが一様になり立体感に乏しく見えます。

最近では樹脂で使用できる色も多様化してきました。しかし上の写真の骨のように従来からの白を使うほうが、形状把握しやすい場合もあります。模型を出力する際は、既存模型のサンプル写真での十分な検討や業者との相談で、もっともその模型にあった色彩を選択することをお勧めします。

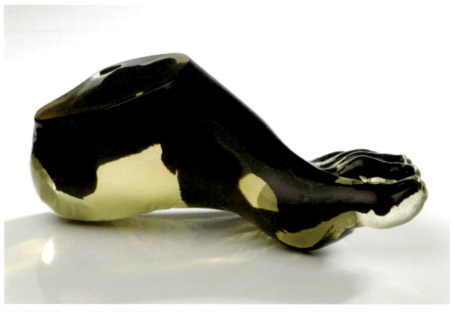

黒い樹脂素材では立体物の陰影が素材の黒色と区別できない　　　　（株式会社ファソテックより提供）

　一方、白い樹脂素材では、凹凸や隙間に陰影によるコントラストができるため、立体感が感じられるわけです。このことからも骨を造形出力する際は白色樹脂を使用することをお勧めします。なお、筆者が3Dプリンターの本格的な医療応用を始めた2012年頃は、出力用樹脂のカラーについて選択肢が少ない状況でした。当時、入手可能な樹脂素材を組み合わせて試行錯誤し、黒より白の方が視覚的に優れているというノウハウを得たものです。

> **Note**
>
> ### 足の内部構造を可視化するメリット
>
> アスリート用の靴をオーダーメードする際にCT画像や赤外線スキャナのデータから模型を作る場合、足の形状だけでなく骨の位置までわかるため、例えばアスリート用シューズに骨の位置情報を反映できるというメリットがあります。骨の位置にあわせてシューズの特定部分に弾力性のある素材を用いるなど、足の構造が可視化されることでより使う人の体に適合させることが可能になってきたというわけです。
> また、アスリート用シューズのもの作りは、例えばシューズのひな形を設計し外注で金型を試作し再設計、それを繰り返して最終形を決定してから製品を量産する、という流れがあります。3Dプリンター登場後は、ひな形を設計しながら検証をフィードバックして最終形を得ることも可能になりました。3Dプリンターによる「ラピッド・プロトタイピング」はもの作りを加速させる方向に役立っています。

22 教育用モデル
下肢

第4章

この模型は皮膚をやや黄色がかった透明な樹脂で、骨と動脈を白い網点による半透明で表現し、さらに髄内に埋め込まれた金属の棒を白い樹脂素材で造形しています。実は世界で初めて、医療用途で透明を含む二種類以上の素材を用いて出力し、手術に参照した模型です。これは髄内に埋め込んだ棒を抜き取る手術の前に、周囲の動脈を傷つけないような手順をシミュレーションするために作成したものです。骨が半透明なので、骨に埋め込んだ金属棒やネジが外部から明瞭に確認できる特徴があります。骨を白色に作ってしまうと、埋め込んだ金属棒などは見えなくなってしまいますのでこのように作成しています。

なお、この模型の載っている台は長辺40cmあり、3Dプリンターはプリンターヘッドの位置は固定されており、台座が下がっていくことで立体物が積み上がって造形されます。

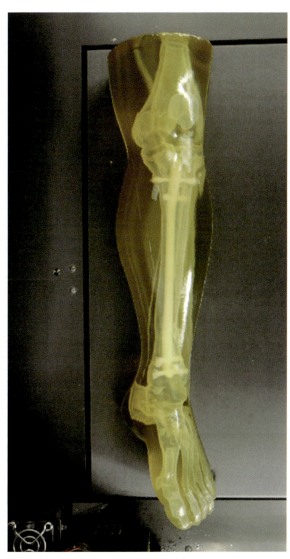

透明を含む二種類以上の素材を用いて出力し、手術の参考に使用した模型

第4章

23 教育用モデル
腹部体幹・CT断層

　全腹部の臓器と血管、骨の模型です。特徴的なのは模型を12枚のプレートで構成しているので、任意のプレートを取り外して臓器や血管の断面を観察できるように造形出力しています。

　模型を一部解体した画像です。背骨を模型全体の軸として作成し、12枚のプレートをはめ込んでいるのがわかります。画像では12枚のプレートのうち、上から4枚を取り外しています。この模型は医療従事者向けとして一種の科学的なパズルとして意図されたものです。つまり内臓の構造をきちんと把握していないと組み立てられません。実際に筆者が医学生向けの授業で使用した際、人体構造を把握している学生はすばやく組み立てることができていました。

　また、輪切りのデータは従来の医療従事者が見慣れたCT画像そのものです。例えば軸になる背骨を中心に一部のプレートをずらすことも可能で、角度を変えての検討などに活用できます。

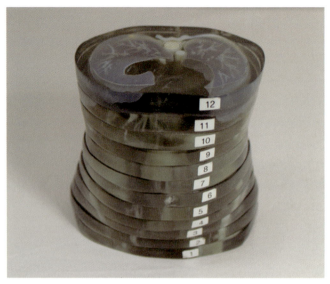

任意のプレートを取り外して臓器や血管の断面を観察できる

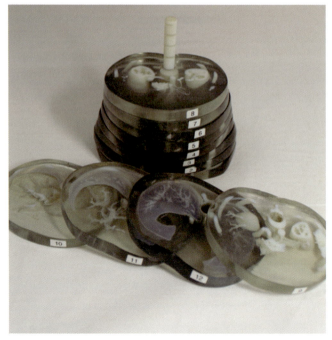

医療従事者向けのパズル。内臓の構造をきちんと把握していないと組み立てられない

第5章

3Dモデリングの
イノベーション

本章では医療用3Dモデリングの最先端事情について解説します。
まず近年急速に利用範囲と用途が広がりつつある
医療用3Dモデリング製作の現場の例について紹介します。
医療の現場からのさまざまなオーダーにどのように
応えているのかをご覧いただければと思います。
そして3Dモデリングが
医療の現場に大きなイノベーションを起こしている状況について
最後に解説します。

第5章

1 3Dモデリング技術開発の現場：ファソテック

高い精度と信頼性を求められる医療用模型の製作を
企業に依頼するにはどうしたらいいのでしょうか。
例として株式会社ファソテックでの医療用3Dモデリングの受注から
製作過程までを紹介します。

ファソテックとは

　株式会社ファソテック（以下、ファソテック）は、医療から航空宇宙まで幅広い分野で活躍しているエンジニアリング先進企業です。近年、医療分野における3Dモデリングの研究開発を進めており、例えば筆者とはバイオテクスチャーモデルを共同で開発しています。3Dプリンターの医療分野における注目の高まりを背景に、大学と病院など法人系を主として年平均200〜300件の医療関連の受注があるとのことです。

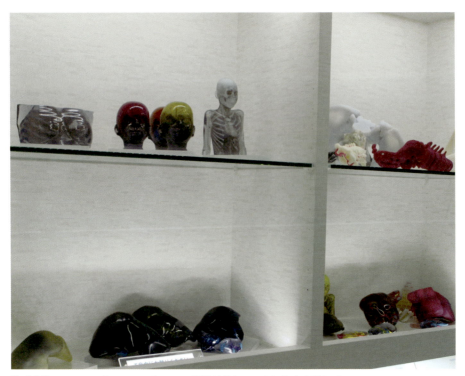

株式会社ファソテックのショーケース。幕張新都心の一角に拠点を構える

高まる医療分野のニーズに応える

ファソテックが携わる医療用3Dモデリング事業は、医療現場だけでなく技術開発など広い分野で利用されています。主な分野は次の通りです。

1 医療用途

新人教育用から術前・術後のプランニングとシミュレーション、患者へのインフォームドコンセント実施用などと利用は多岐にわたっています。特に患部病態を再現した術前・術中のナビゲーションや手術後のシミュレーション用に用いられるドライモデル、教育用途のウェットモデル、実際の内臓同様の感触で手術そのものをシミュレーションするゴムライクモデルなど、多様な模型を提供しています。

ウェットモデルは下のNoteにあるように製作に手間がかかります。このため新人医師教育用として手術事前訓練で使うゴムやウェットモデルは、ファソテックなど専門企業に製作を依頼することが一般的です。

> **Note**
>
> ### ドライモデルとウェットモデル
>
> ドライモデルとは3Dプリンターで臓器や骨、患部など対象部位を樹脂素材で直接造形した模型のことです。これに対してウェットモデルと呼ばれるモデルもあります。これは臓器の質感を再現した模型のことです。直接3Dプリンターで出力することはできないため、一度3Dプリンターで臓器の原型を作り、その型にウェット素材を流し込んで作成します。臓器に忠実な構造を持ちながら各内臓の質感を再現し、医師のトレーニングや医療機器のデモ等に用いられます。 なお、手術室内に持ち込める模型は滅菌が可能なドライモデルのみです。滅菌方法は不活性ガスを用いたガス滅菌、ガンマ線を用いたガンマ滅菌、加熱によるオートクレーブ（ABS樹脂のみOK）、滅菌したビニール袋へ封入のいずれかの方法を使用します。
>
>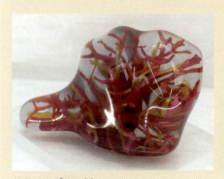
> ドライモデルの例
>
>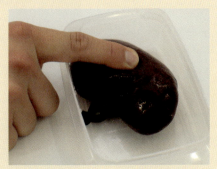
> ウェットモデルの例。なお、保存に際し乾燥しないよう密閉容器を使用する

第5章 3Dモデリングのイノベーション

2 メーカー用途

ウェットモデルは医療用装置や医療機器の開発用途として提供しています。実際の人体で用いる以前に類似した形状や柔らかさを持つ模型で試すことで、より安全に装置の開発を進めることが可能になりました。この他、医療用機器のデモ用としても利用されています。

3 トレーニングシステム

シミュレーターに臓器模型を組み込むことで、あたかも実際の人体を手術しているかのような臨場感を体験できるシステムを提供しています。医療従事者新人教育用などとして利用されています。

ファソテックでの3Dモデリング

ファソテックは3DモデリングをWindows上のアプリケーションを使用して実施しています。同社では三次元的かつ直感的にデータの削除や加工が可能な入力機器、および工業用3Dプリンターと組み合わせることで、一般に入手可能な民生用3Dプリンターの最大100倍の精度で造形するシステムを実現しています。

1 データの加工

同社でのデータ加工はWindowsで動作する高精度なデータ加工が可能なアプリケーションZedViewとFreeFormを使用しています。FreeFormではハレーションの修正やデータの接合などを特殊な入力機器を使用することで素早くかつ直感的に修正ができます。これらの工業デザイン用ソフトウェアとハードウェアの組み合わせることで、OsiriXなどの一般用ソフトウェアでの3Dモデリングよりも高い精度を実現しています。

同社では、大学や病院から3Dモデリングの依頼を受ける際、加工済みのSTLファイルではなく、MRIやCTによるDICOM画像をそのまま送付してもらい、専門知識を持った専任オペレータがオーダーに応じてデータを加工しています。例えば3Dモデリング用撮影で造影剤を使用する場合、通常は動脈のみに造影剤が入

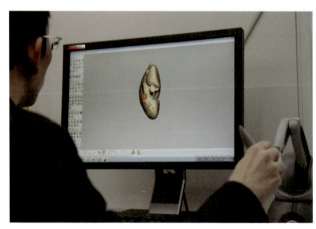

3D編集作業中の様子。立体的なデータ編集が可能なアプリケーションと入出力装置を使うことで高精度かつ手際よく作業が進められていく

るようにしますが、まれに静脈に入っていることがあります。そういう場合、DICOMデータ上に動脈と静脈が区別されずに描出されてしまいますが、それを視認しながら手作業で峻別した上で3Dデータ化することがあります。さらに3Dプリンターで造形出力した際、模型として安定するような加工も行います。例えばパーツが細く材質の強度が不足して出力後に折れてしまう可能性があれば、補強用の柱を追加することがあります。

　これらの加工したデータは、出力する前に必ず発注元で確認し、修正がなければ3Dプリンターでの出力を実施します。修正がある場合は再び同社でのデータの加工と発注元での再確認を行い、その上で造形出力します。

2 出力と洗浄

　同社では3Dプリンターを複数台使用して出力しており、中でも最新鋭3DプリンターOBJET500は、出力時の厚みは一層16〜30ミクロンという高精度のものです。これは市販されている民生用プリンターの10倍の精度です。個人向け3Dプリンターに対しては100倍の加工精度、さらに14段階で模型に対して柔らかさを表現することができます。出力後の模型は専用の洗浄機でサポート材を洗い流します。この後、必要に応じて手作業で模型を研磨し完成です。

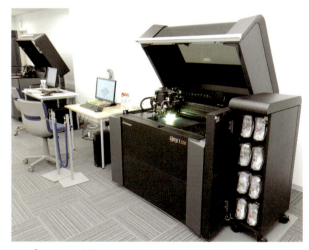

3Dプリンター全景

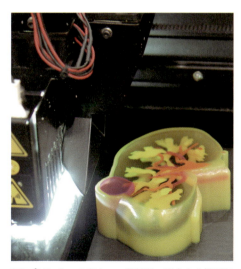

3Dプリンターの出力ヘッド付近。出力中の模型は7時間くらいかけて出力しているもの

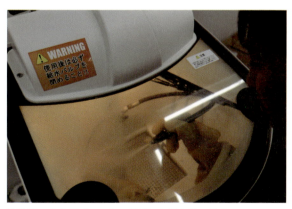

洗浄機の高水圧ジェットでサポート材を洗い流す

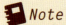
Note

医療用模型を企業に発注する

高精度の医療用模型を作る場合、どのような準備が必要なのでしょうか。多くの施設はまだ個人からの模型製作の大量発注を受けておらず、ここでは大学や病院など法人からのオーダーの例を挙げます。

● **データ形式はDICOM推奨**

まず重要なのはデータフォーマットで、DICOMデータでの発注を推奨しています。3Dモデリングを発注する場合、初心者の場合などは、あえて自分ではSTL化せずにオリジナルのCT画像データのみから製作を依頼することもありますが、各臓器や病変部位の選定は、医用画像の読影が必要になるので気をつけてください。STLファイルなどすでに作成済みのデータから模型製作を依頼する場合は、実質、すなわち腫瘍、臓器、血管などをそれぞれ分離した、各々別ファイルにする必要があります。

● **修正の不要なデータがベスト**

また、STLデータの修正には限度があるので、DICOMとして元データがしっかりしていることが重要です。例えばスライスの厚みが大きくなると、模型の再現性が下がります。例えば厚みがそれ以下で無いと血管が表現できないことがあります。そのためスライスの厚みは1〜0.5mm以下が望ましいとしています。

● **造形出力の限界**

さらに専任オペレータが担当するとはいえ、3Dモデリングが困難なデータもあります。例えばDICOMデータで画像のコントラストが低いものです。具体的には造影剤が正しく血管に入ってないものや各関心領域の境界が不明瞭な場合は造形が困難です。
そして血管など管腔状の器官は3Dプリンターで出力しにくいということもあらかじめ知っておくことが重要です。厚さ1mm程度のチューブ状に造形する場合、内腔のサポート材を除去できないこともあります。
この他に造形時のOUTPUT制限というものがあります。例えば尖ったパーツは忠実に出力すると手に持った際に危険なことがあり、その場合は造形出力後、紙やすりで削って丸くすることがあります。透明な素材で造型したい場合は、内部がよく見えるように表面を研磨する必要があります。

● **造形の費用負担**

現在の制度では、画像等手術支援加算の実物大臓器立体モデルによるもの（K939）（311ページ参照）の対象となる術式に限り、骨の造形出力などが一部保険診療の対象になります。多くの場合は大学などの、医療機関の研究費で行われています。費用は（1）出力樹脂代、（2）データの加工費、（3）人件費・光熱費などが掛かります。例えば腎臓実物大（大人の握り拳サイズ）で素材にもよりますが、6〜10万円くらいになります。

第5章

2 3D VRの医療最前線

医療分野での3Dモデリングの利用は、iPS細胞など
バイオテクノロジー分野の研究成果と高分子化学などの発展、
さらに高性能なコンピュータの普及によって大きく進み始めました。

バイオ3Dプリンティングの可能性

　2005年8月にアメリカ合衆国で開催されたTED Conference（テド・カンファレンス）で、生体と同じ素材で腎臓をバイオ3Dプリンティング（3Dプリンターで印刷し作成）するというプレゼンテーションが公開され、大きな注目を集めました。この時点では腎臓の3Dプリンターでの印刷は実現したものの、まだ臨床応用には至っていないというものでした。その後、2006年に京都大学の山中伸弥教授がiPS細胞を作り出すことに成功し、iPS細胞を利用したバイオ3Dプリンティングの可能性が大きく注目され、各国政府や企業による研究・開発が大きく進展しました。現在では生体臓器と同等に機能するものこそまだ作成できませんが、血管や膀胱・軟骨などの研究が急速に進んでいます。

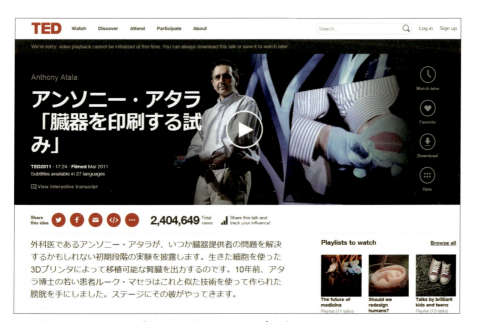

2011年のTED Conference「臓器を印刷する試み」のプレゼンテーション
(https://www.ted.com/talks/anthony_atala_printing_a_human_kidney?language=ja)

バイオ3Dプリンティングのレベル

　富山大学大学院理工学研究部の中村真人教授が、国際バイオファブリケーション（Bio Fabrication）学会での2013年当時の学会長Wei Sun教授（米ドレクセル大学）の講演を元に、バイオ3Dプリンティングを材料や用途に応じて4段階に分けたレベル分類を紹介しています。ここでもそれを紹介しましょう。なお、レベル1から4へ向かうほど実際の生体機能に近づきます。

　ただし、このレベル分けはアカデミック上の分類であって、まだコンソーシアムなどによる体系化・オーソライズはされていません。（出典：第76回 日本臨床外科学会総会シンポジウムにおける中村真人教授の講演を元に作成）

1 レベル1

　非生体適合性材料を使用した医療用モデル、装具、部品が該当します。DICOMデータやCAD等を利用し、患者それぞれの体型や状況にあわせオーダーメイドのパーツを3Dプリンターで作成します。

2 レベル2

　生体適合性材料を使用したステントなどの埋め込み（生体適合はするが生体由来ではない金属や無機質素材）を体に埋め込むものが該当します。人工臓器の部品、埋め込み型ブレード、頭蓋骨などの頭部欠損パーツの作成に用いられます。

3 レベル3

　3次元スキャホールド（細胞培養の足場）を、生物学的材料（細胞や組織）、天然由来生体材料、またはそれらと人工的生体材料のハイブリッドで作成する「再生医療用スキャホールド」が該当します。

4 レベル4

　生体材料（生物学的材料）として患者自身のiPS細胞など人由来のものと、生体の臓器と同等の機能を持つブタやウシなど動物由来の素材を使用して作成した3D組織モデルや細胞組織チップ、移植用組織、バイオ人工臓器が該当します。最近は3Dプリンターが直接細胞を印刷して臓器を作成する段階に到達し、臨床応用に関して皮膚や軟骨、薄くて構造を持たない組織ではすでに実現しています。この他、現在は他人から移植が行われている心臓や腎臓、肺などの臓器に関して、需要が多いと言われています。

しかし、生体と同等の機能を示す、より複雑な構造を持つ組織と高度な生理機能（筋肉の収縮や化学物質の分解など）、さらに印刷した組織が長時間生理的な機能を維持することなどは未開発であり、研究を進めることが急務となっています。

5 解決するべき技術的課題

現在、臨床での実用が期待されているレベル3と4は、再生医療やティッシュ・エンジニアリング（Tissue Engineering）がその主戦場となります。レベル3は、3次元の足場材を作ります。レベル4は、生物学的な材料、すなわち細胞や細胞外マトリクスなどのタンパク質、生物学的活性を持つ機能分子や機能材料を用いるものです。この場合、天然物のみでなく人工物や合成材料を用いる場合も含まれ、天然物と人工物のハイブリッドも含まれます。この分野での技術課題は、(1) ミクロの構造を作る、(2) 多種の細胞で構成する、(3) 3次元構造を作る、(4) 内部構造を作る、(5) 毛細血管を作る、の5つと言われています。これらの課題の解決にはコンピュータによる制御と、より精細な出力が可能な3Dプリンターの開発が必要とされ、細胞を一つずつ積み重ねていくビルドアップ的なアプローチが重要とされています。最終的には生物学と工学両分野のコラボレーションによるより高度なバイオファブリケーション技術の確立が必要だと言われています。

日本の最新事情

それでは日本での医療3Dの研究と医療現場への応用はどうなっているのでしょうか。NEDO（新エネルギー・産業技術総合開発機構）が2014年に採択した研究を例に解説します。これは5テーマ29者（大学、企業、投資コンソーシアムなど）による複数のプロジェクトの集合で、iPS細胞を利用して臓器の細胞を置き換える、細胞を立体造形する技術により再生医療製品（臓器、医療機器）を作るなどのプロジェクトが含まれます。25億円の予算で5年間かけて実行するものです。現在AMEDに移行して、実用を目指して研究が進められています。

例えば東京大学や大阪大学、オリンパス株式会社などによるプロジェクトは、3Dプリンターで一定期間で分解する生分解性高分子の細胞シートを作り、そこに生体由来の細胞を入れて膝関節を製作するというものです。つまり体の中に人工膝関節を入れても生分解性素材のため、最終的に生体細胞しか残らないという画期的なものです。なお、iPS細胞を利用する際の問題点として、細胞のがん化の可能性が挙げられます。細胞が規律をもって作られているのが正常組織ですが、がん化すると細胞が不規則・不均一に作られ、さらにがん細胞が増え正常細胞が死んでしまいます。このNEDOのプロジェクトではiPS細胞のがん化を抑えることも重要な研究テーマの一つになっています（京都大学iPS細胞研究所や科学技術振興機構などのプロジェクト）。

医療現場と3Dモデリング

　ITによる医療用のコンピュータとソフトウェアの進捗に伴い、国内の医療現場でも、3Dモデリング応用が大きく進んでいます。筆者は本書で紹介している株式会社ファソテックなど、いくつかの企業と産学連携を実践しています。これら産学連携は医療の現場で様々な成果を挙げています。

1 術前シミュレーションや手術支援、教育用途でも活用

　たとえば術前に患者本人の臓器や患部の実物模型を用いて視覚的・直感的な説明を行うことで、より効果的に患者に情報を伝えることができます。東京都のある病院での例では、3Dプリンターで患者の臓器とがんの実物大模型を出力し、術前説明で使用しました。患者は自分の体の中にあるがんに対し、大きさや位置を視覚的・直感的に把握できます。さらに医師や看護師にも手術でどのように切除するのかがわかり、手術に対する不安を取り除く効果がありました。

　また、模型を利用した若手医師や医学生に対する教育用途として、手術のシミュレーションや、臓器と患部の位置関係の把握などに利用されています。

　術前検討と術後シミュレーションの例として、筆者が下肢を骨折した際、下肢のCTスキャンデータから、術前の模型を3Dプリンターで出力しました。この3Dプリンターを利用したシミュレーションの方法は国内初の事例でした。なお、この模型の画像は、「第3章 3Dプリンターによる臓器模型の造形と活用」内「22 下肢」（p.297）に掲載しています。

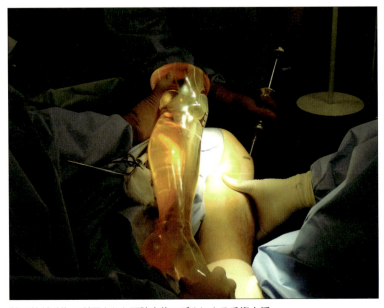

整形外科手術に利用された下肢立体モデルによる手術支援

2 生体組織に近似の構造を再現した模型の応用

さらに模型の内部構造をデザインすることで、より幅広い医療への応用が試みられるようになりました。例えば骨の強度や筋肉の繊維構造の再現、ナビゲーション用の目印を入れた模型などがあります。

模型で骨の強度を再現するデザインの例として、模型の内部構造を多角形やハニカム構造にデザインすると、その強度が変更できます。骨切り時の力学的評価や、関節置換術で使用する人工関節への応力シミュレーションなどに利用されています。

また、模型での筋肉の繊維構造の再現には、サポート材と柔軟な樹脂を利用し、細い繊維状の構造をデジタルでデザインすることで、生体の筋肉の繊維が裂ける性質を再現できます。

ただし、骨の強度や筋肉繊維を模型で再現する場合はCAD/CAM用の専用アプリケーションを使い、ベースとなるポリゴンデータから内部構造を再度デザインする必要があります。

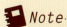 **模型製作について**

術前説明や教育用途の模型については「第3章 3Dプリンターによる臓器模型の造形と活用」（p.271）および本章前節「1 3Dモデリング技術開発の現場」（p.300）を参照してください。

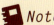 **手術のシミュレーション用模型**

手術シミュレーション用模型については「第3章 3Dプリンターによる臓器模型の造形と活用」内の「5 切れる肝臓」（p.277）で実際の内臓と同様の触感を再現して切開する様子を、また「13 全腹部」（p.287）では腹部内の複数の臓器を再現した模型について解説しています。

3 VR（仮想現実）・AR（拡張現実）による医用画像支援

3Dモデリングの医療応用は、VR（仮想現実）・AR（拡張現実）分野において、近年めざましい発展があります。専用の3D立体視メガネ等を利用した本格的な機器や、タブレット・スマートフォン用アプリなど、様々なものが登場しています。

本書第2章では、CT画像を元に3Dポリゴンモデルを書き出しました。そこでその3Dポリゴンモデルをより立体的に没入して体感できるように、本書のためにオリジナルの医学教育用アプリ『VR Body Guide』を開発しました。現在App StoreおよびGoogle Playで無償公開されていますので、ぜひダウンロードして、スマートフォンやタブレットで実際に体験してみてください。

『VR Body Guide』は、実際の人体CT画像から作成した頭部と体幹の骨や内臓を、まるでSF映画のワンシーンのように飛びまわるようなツアーを楽しむことが

できます。操作は簡単で、本書巻末の付録として利用できるオリジナルVRゴーグルと組み合わせると、よりリアルな立体視が可能になります。医療教育としてのVR利用の一例として、ぜひ読者の皆さんも体感していただければと思います（付録VRゴーグルおよびアプリの使い方は312ページ参照）。

　実際の医療の現場において、3Dモデリングの活用にはどんな報告があるのでしょうか。2016年1月現在、(1) 体表への臓器や患部などの3Dモデリング情報の投影（プロジェクション・マッピング）、(2)VR・ARを利用した、アプリやデバイスを活用した医用画像支援などが行われています。

（1）の臓器や患部などの3Dモデリング情報の投影では、事前に撮影したCT情報をOsiriXなどで3Dポリゴンデータに加工し、プロジェクタなどで患者の体表に投影するものです。

　一方、(2) のVR・ARによる先進的な医用画像支援の例として、米国EON Reality社やzSpace社の製品などがあります。患者の体動を感知する赤外線や磁場などのセンサーを使用することで、臓器や患部の位置情報に対して、3Dポリゴンデータをリアルタイムに補正変換して立体的に視覚化できます。この情報を、タブレットやスマートフォン、あるい3D立体視メガネやヘッドマウントディスプレイ（Oculus Riftなど）へ、ARとして合成表示します。

　さらにzSpace社の製品は、ARを仮想ホログラムとして専用タブレットに表示できます。外部カメラと情報の統合をすることで、たとえばzViewというデバイスでは、助手や看護師、医学生など手術室内の3D立体視メガネ非装着者や、さらに遠隔地とも立体視情報を共有できます。このようにVR・ARは今後、遠隔医療や地域医療、医学教育などの分野で大いに活用が期待されています。

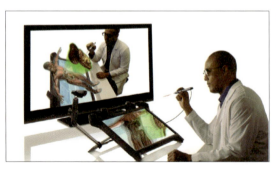

zSpace社の製品は、3D立体視メガネ非装着者とも立体視情報を共有できる（zSpace社サイト http://jp.zspace.com/）

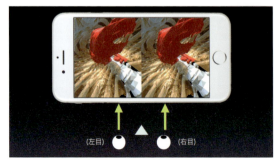

本書オリジナル医学教育用アプリ『VR Body Guide』でのVRモードの画面。第2章で作成した3Dポリゴンデータを、付録のVRゴーグルを使って左右それぞれ左目、右目で平行に見ることで、没入感のある立体視ができる

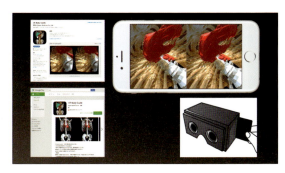

App StoreおよびGoogle Playで『VR Body Guide』で検索すると無料でダウンロードできる。付録VRゴーグルとともにぜひ立体視をご体験ください

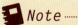

医療画像等による手術支援と診療報酬

医療画像等による手術支援に関連したもので、厚生労働省が定めた診療報酬点数として、K939画像等手術支援加算というものがあります。2016年2月現在、下記の3項目につき算定ができます。各々を簡単に解説します。

(1) ナビゲーションによるもの
コンピュータ上で3次元の画像データと術野の位置関係をリアルタイムで確認しながら手術を実施するものです。位置関係の把握には、整形外科や脳外科手術などで赤外線や磁場が利用されています。磁場を利用する場合は、物理で習う「フレミングの左手の法則」を応用し、磁場の変化により医療機器の位置をモニタリングします。赤外線の場合は反射マーカーの位置情報を利用します。このようにして得た3次元情報をパソコン上で処理し、外科手術のナビゲーションとして利用します。ただし、これらのナビゲーションの問題点として、磁場を用いる方式では金属部品があると誤差を生じ、赤外線は体内深部が見えない等の欠点があります。

なお、現状では、脳外科用のBRAINLAB社製のナビゲーションシステム、整形外科用のStryker社製のナビゲーションシステムなどが薬機法で承認されています。肝臓手術に関しては、コンピュータ処理によるリアルタイムな位置情報の獲得が軟部組織を対象とした場合は容易でなく、新たな機器の開発が期待されています。

(2) 実物大臓器立体モデルによるもの
手術前や手術中に得たCT画像などから3Dプリンターなどで模型にするものです。こちらも骨を対象とした術式にのみ適応され、かなり限定されています。前述のように肝臓や腎臓など実質臓器にはまだ対象ではありませんが、今後実物大立体模型の利用が増加するのではないかと考えられています。

さらに平成26年度の診療報酬改訂により次のものが追加されました。

(3) 患者適合型手術支援ガイドによるもの
薬事法の承認を得ている医療器具を、人工膝関節置換術と再置換術で用いる場合に適用されます。

なお、以上のものは実際に手術をしないと加算されません。また、対象となる術式が限られており、確認が必要です。

特典アプリ『VR Body Guide』と付録VRゴーグルの使い方

付録VRゴーグルを組み立てたのちに、特典アプリを起動してお楽しみください。
- 動作確認済み機種：iPhone 6s / iPhone 6s Plus / iPhone 6 / iPhone 6 Plus / Nexus 5
- セットできるスマートフォンのサイズ：幅82mm×高さ154mm×厚み11mm 以内

【注意】スマートフォンを落とさないようにご注意ください。破損などの事故につきまして弊社および著者は責任を負いません。

■ 付録VRゴーグルの組み立て方

Step 1
ゴーグルの下側の部分を、引き出して手前に起こす。

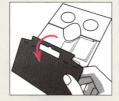

Step 2
組み立てやすいように、上下を逆にして置く。

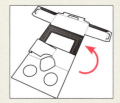

Step 3
スマートフォンを入れるスペースを作るために必要箇所▲△にしっかり折り目をつける。（※iPhone 6s Plusなど画面が大きい機種は枠を切り取って広げる）。

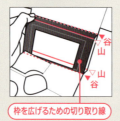

Step 4
敷居になる部分を起こし、上面のくぼんだ箇所へひっかける。

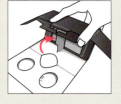

Step 5
上面のツメを、レンズの面の差し込み口へはめ込む。

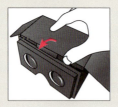

Step 6
左右の側面についても、差し込み口へはめこめば完成。

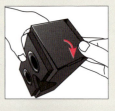

■ 3D VRアプリ『VR Body Guide』の使い方

実際の人体CT画像から作成した、頭部と体幹の骨や内臓の中を、ツアー形式で飛びまわることができる医学教育用アプリです。アプリ本体は、App StoreおよびGoogle Playで「VR Body Guide」を検索してダウンロードしてください。

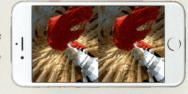

Step 1
起動画面。「Mono（一眼）」モードと、付録VRゴーグルと併用して立体視できる「VR」モードを選択できる。今回は「VR」を選択。

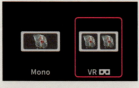

Step 2
鑑賞するモデルを「頭部」と「体幹」の2種類から選択する。今回は「体幹」を選択。

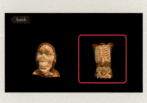

Step 3
表示のON/OFFを選択。頭部は脳、頭蓋骨、皮膚、体幹は、心臓、骨、皮膚をそれぞれON／OFFできる。最後に「View」を押す。

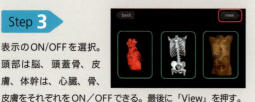

Step 4
スマートフォンをゴーグルにセットし鑑賞。スマートフォンはゴーグルの左右の隙間から、必ず指で押さえて固定。位置は指で適宜微調整してください。

あとがき

　医療が人と人の関わりであるように、医用画像もモニター画面内での情報にすぎなかったこれまでとは違い、仮想現実や3Dモデリング、3Dプリンティングによって立体的、空間的に飛び出して感じたり、触覚によって直感的に理解できたりするようになりました。こういった技術革新は、さらに誰でも実際に利用できるまで単純化され、広く確実に公開されるべきだと考えています。本書が、これから医用画像情報を活用して社会に貢献しようという読者に、最初の第一歩をスタートし、スキルアップをしながら、自分の専門分野を超え、さらに第三者へと伝授し続けるための、熱意と勇気を引き出す一助になれば幸いです。

　本書の執筆に当たり、多くの人の助言や支援、激励に感謝の念を捧げます。とくに多大なご支援ならびに御協力をいただいた以下の諸氏へ、深謝の意を表します。

　　　有限会社ニュートン・グラフィックス　菅野忠博氏
　　　NTT東日本関東病院院長　志賀淑之氏
　　　株式会社ファソテックメディカルエンジニアリングセンター　渡辺欣一氏
　　　谷口直嗣氏、浅田真理氏
　　　神戸大学大学院医学研究科消化器内科教授　東健氏
　　　神戸大学大学院医学研究科のみなさま
　　　富山大学大学院理工学研究部教授　中村真人氏

　また、執筆編集に多大なる尽力を頂いた、株式会社技術評論社の佐藤丈樹氏、桂樹社グループの小島強一氏、吉田陽一氏に感謝の念を捧げます。

杉本真樹

著者プロフィール

杉本 真樹(すぎもと まき)
Maki Sugimoto MD, PhD

医師、医学博士
神戸大学大学院医学研究科内科学講座消化器内科 特務准教授
公認OsiriX Ambassador

1996年、帝京大学医学部卒業。専門は外科学。
1998年、国立病院機構東京医療センター 外科。
2000年、帝京大学大学院医学研究科 外科。
2004年、帝京大学ちば総合医療センター 外科。
2008年、米国カリフォルニア州退役軍人局Palo Alto病院 客員フェロー。
2009年、神戸大学大学院医学研究科消化器内科学 特命講師。
2015年より現職。

オープンソース医用画像処理アプリケーションOsiriXをはじめ、医用画像解析、医療ITシステム、手術ナビゲーションシステム、3Dプリンターによる生体質感造形など、医療・工学分野での最先端技術開発に長年従事。
2014年、Appleにて世界を変え続けるイノベーターとして紹介。

（次ページに続く）

FICS 万国外科学会 Fellow
ISS/SIC 国際外科学会 Active Member
SAGES 米国内視鏡外科学会 International Member
RANA 北米放射線学会 International Member
SMIT 先端医療技術学会 Member

日本外科学会専門医・ガイドライン検討委員会委員
日本消化器内視鏡学会専門医
日本内視鏡外科学会技術認定取得者・医工連携推進委員

日本コンピュータ外科学会評議員
日本肝胆膵外科学会評議員
日本腹部救急医学会評議員
単孔式内視鏡手術研究会世話人
Needlescopic Surgery 研究会世話人
日本デジタル教科書学会 研究委員会副委員長
一般社団法人メディカル・イメージング・コンソーシアム理事
有限会社ニュートン・グラフィックス技術顧問
株式会社Eyes, Japan顧問

特許

3次元造形モデル作製方法および医療・医学・研究・教育用支援ツール
（特許第5239037号．発明者：杉本真樹，東健，渡辺欣一，嶋田周吉．）

臓器組織質感モデル
（特許第5745155号．発明者：杉本真樹，小川敦，諸橋龍．）
情報活用デバイス
（特許第5707303号．発明者：杉本真樹．）など

主な著作

『OsiriX画像処理パーフェクトガイド 最新版（Ver.5.9／6.0対応）』
エクスナレッジ、2015
『医療者・研究者を動かす インセンティブプレゼンテーション』
KADOKAWA／アスキー・メディアワークス、2014
『DVD 3D臨床解剖アトラス CT・MRIとOsiriXで再構築された動画ライブラリー』
メディカ出版、2012
『医用画像解析アプリ OsiriXパーフェクトガイド』
エクスナレッジ、2011
『消化管・肝胆膵ベッドサイドイメージング Mac対応フリーソフトウェアOsiriXでつくる3Dナビゲーション（DVD付）』

へるす出版、2009
『OsiriX Navigator』医用画像解析アプリ簡易マニュアル（無料）
App Store: https://itunes.apple.com/jp/app/osirix-navigator/id380437199
本誌オリジナル3D VRアプリ『VR Body Guide』（無料）
App Store: https://itunes.apple.com/jp/app/vr-body-guide/id1071778195
Google Play: https://play.google.com/store/apps/details?id=jp.gihyo.VRBodyGuide

参考文献

1. 杉本真樹, 志賀淑之, 磯部陽, 西原佑一, 佐田尚宏, 遠藤和洋. 手術支援ロボット da Vinci 認定資格取得後継続的トレーニング：Virtual reality と 3D プリンティングによる実物大臓器・体腔実体モデルシミュレーション. 日本コンピュータ外科学会誌 17(2)73 − 81, 2015.
2. 杉本真樹. 医用画像処理におけるバーチャルリアリティシステムとユーザビリティ；OsiriX と CAD/CAM を融合した生体 3D プリンティング. 日本バーチャルリアリティ学会誌 20(1)18 − 22, 2015.
3. 杉本真樹, 東健. 3D ホログラムと臓器立体モデルを追従重畳表示した混合現実的拡張触感による空間手術ナビゲーション. 日本コンピュータ外科学会誌 16(3)268 − 269, 2014.
4. 杉本真樹. 生体質感造形 Bio-Texture Modeling による触感等価立体臓器モデリングと臓器保存シミュレーション. Organ Biology 21(2)23 − 26, 2014.
5. 杉本真樹, 東健. 体腔内外超音波 CT 連動型実時間的重畳システムによるハイブリッド内視鏡手術ナビゲーションシステムの開発. 日本コンピュータ外科学会誌 14(3)360 − 361, 2012.
6. 杉本真樹, 七戸俊明, 近藤哲. 海外における臨床医学の教育研究を目的とした cadaver training に関する調査報告. 日本外科学会雑誌 112(4)273 − 279, 2011
7. 杉本真樹, 松岡雄一郎, 田中紘一, Francesco Volonte, Philippe Morel, 東健. OsiriX Stereo 3D 可視化技術と光学的電力学的センシングを統合したリアルタイムロボット手術ナビゲーションシステムの開発. 日本コンピュータ外科学会誌 12(3)192 − 193, 2010.
8. 杉本真樹. DICOM 画像解析ソフトウェア OsiriX による 2D・3D 画像診断の実践と臨床評価. MVM 23(6)6 − 21, 2014.
9. 杉本真樹. 3D 臓器質感プリンティングとホログラフィック拡張現実による 3D 空間追従手術ナビゲーションと重畳スマートデバイス支援. 臨床画像 30(9)985 − 991, 2014.
10. 杉本真樹. OsiriX と iPad による 3D 画像手術支援および 3D プリンターによる生体質感臓器立体モデル手術支援 シミュレーション, ナビゲーション, トレーニング. 関節外科 33(2)208 − 211, 2014.
11. 杉本真樹. 医用画像と 3D プリンティングによる可視化可触化技術：生体質感造形（Bio-Texture Modeling）. INNERVISION 29(2)52 − 54, 2014.
12. 杉本真樹. 生体質感臓器立体モデルによる手術支援：Bio-Texture Modeling（生体質感造形）の開発. O plus E：Optics・Electronics 36(1), 50 − 52, 2014-01
13. 杉本真樹. 3D プリンターによる実物大臓器立体モデルを用いた次世代手術ナビゲーション 生体質感造形 Bio-Texture Modeling. Surgery Frontier 20(4)458 − 46, 2013.
14. 杉本真樹, 志賀淑之, 東健. 手術支援ロボット da Vinci TilePro マルチコンソールナビゲーションと実体シミュレーション：OsiriX タッチパネルナビと生体質感臓器立体モデル. 臨床泌尿器科 67(5)353 − 361, 2013.

索引

●数字

2D/3D再構成ツール················49,54
2Dビューア··················14,30,211,235
3D-SR書き出し······················55,73
3Dサーフェスレンダリング··········54,70,88,105,
　　　　　　　　　　　　109,119,143,155,171,
　　　　　　　　　　　　180,190,206,221,247
3Dボリュームレンダリング·············49,57,75,
　　　　　　　　　　　　　　　86,94,149,166
3Dワークステーション······················15

●欧文

A - D
Add-ons画面··························35
AMED·····························307
App Store·························31,42
AR································309
Basic Smooth 5x5········50,68,86,104,204
CARCINOMIX······················24,166
CARDIX··························24,184
Chest To Pelvis···············23,49,57,75
CLUTによる反転······················175
COLONIX························24,194
CT·······················10,15,30,36
CT値····················66,70,74,256
CTの精度··························232
DICOM·······················11,13,20,30
DICOMデータの登録···················22
DICOMファイルの保存··················77

E - I
Edit······························266
Flat表示···························46
Head··························23,93,109
INCISIX························24,148,158
Invert Data························174
iOS···························30,44,46
iOS用MeshLabの画面···················46
iOS用MeshLabへのデータ転送············44
iPad····························30,37

iPhone······························30

M - N
MECANIX························24,209
MeshLab···········36,41,43,165,183,232
MeshLabの機能と操作··················43
MeshLabの表示機能··················183
Meshmixer···············36,38,123,158
Meshmixerの機能と操作·················40
NEDO······························307

O - Q
OsiriX······························11
OSIRIX·························24,233
OsiriX Lite·························17
PHENIX························20,24,135
Point表示···························46
Q&R画面···························34

R - S
ROI····················14,193,208,229,232
ROIの選択方法······················199
ROIの補完························208,218
ROIの保存··························229
ROI名·····························218
Smooth表示·························46
STLファイル···········55,73,111,112,159,173

V - W
VR································309
Windows·························44,158
WL調整········50,53,84,95,97,138,149,167
WL調整の初期化······················53

●日本語

ア行
顎································286
足································295
胃·····························73,209
医院································13

医師·················233,240,301,308
位置関係············10,183,208,227,274
移動···211
陰影づけ··150
インストール·······························16,31,38,41
インポート······································40,124,161
ウェットモデル······································301
鉛筆··210,237
凹凸表現···239
オープンソース·······································11
奥行き··162
オブジェクトブラウザ·····························129
オペレータ······································280,302,304

カ行

解析··10
解像度··72
回転·······28,40,52,59,80,126,138,188,251
下顎··148,285,286
下顎骨再建···285
下顎の抽出···148
書き出し······································55,77,107,111
拡大································33,40,126,153,211,251
拡大レンズ機能··15
拡張現実···309
角度······································46,52,62,118,152
下肢··297
可視化モデル··272,273,275,
282,286,289,290
カスタマイズ·····························20,25,187,226
画素··54,70
仮想現実···309
画像の自動回転停止·······························28
がん···165,193,275,280
環境設定··28
冠血管··189
冠状断··98,101,141
感触近似トレーニングモデル·····················277
感触近似モデル····································276
関心領域····································14,193,208,209

完成画像の向きを変える··························55
完成見本············48,56,74,93,108,122,134,
148,158,165,184,193,208,232
関節置換術···309
肝臓···················232,272,273,275,276,277
肝臓がん···275
肝臓と血管···273
患部可視化モデル·································275
教育用···············272,286,289,290,291,292,
293,294,295,297,298,301,308
教育用可視化モデル···············272,286,289,290
教育用モデル······················291,292,293,
294,295,297,298
胸腔・肋骨の抽出····································56
胸部・縦隔··292
切れる肝臓···277
金属··70,119,148,285,297
筋肉···50,102,309
空気···54,70,145
ケージ···62,113,168
血管·······································184,232,273,288
検索···31,42
格子··62
骨折··134,282
骨盤···48,282
骨盤骨折整復術····································282
骨盤の抽出···48
コントラスト···································51,97,138,167

サ行

サーフェス設定···························144,156,248,260
サーフェスレンダリング······················15,54,70,
88,105,109,119,143,
155,171,180,190,221,247
サイズ···62,73,162
裁断キューブ···························62,113,167,176
座標·······································57,122,181,209,261
サポート材···279
サンプルデータ·····································20,23
しきい値···194

索引

軸位断..................................98,101,141
矢状断..................................98,115,141,142
質感....................................301
視点....................................98,148,252
自動回転停止............................28
視認性..................................102,274
脂肪....................................184
手技練習用モデル........................281,287,288
縮小....................................33,126,153,211,251
手術シミュレーションモデル..............284,285
術野....................................30
腫瘍....................................208,304
シュリンクスムージング..................162
上顎....................................148,158,286
上顎の抽出..............................158
焦点....................................52,80,118,139,188
焦点を中心に回転........................52,118,139,188
静脈....................................275,287
初期状態................................28,46,51,60,129,226
初期値..................................53,70
除去....................................66,96,156,253,256
シリーズ................................77,229
シリーズを復帰..........................109,173,249
新エネルギー・産業技術総合開発機構......307
心臓....................................74,184,293
腎臓....................................208,280
腎臓がん部分切除術......................280
心臓(キューブ造型)......................293
心臓の抽出..............................74,184
腎臓の抽出..............................208
診療報酬................................311
ズームアウト............................236
頭蓋骨..................................108,122,134,284
頭蓋骨形成術............................284
頭蓋骨と皮膚の抽出......................108
頭蓋骨の確認............................134
スカルプト..............................158,162
スタンプ................................40
スペース................................25,187
スマートフォン..........................10,36

スムージング............................50,52,68,104
スライス................................57,75,122,195,218,237
スライダ................................58,211
正常肝臓................................272
セグメンテーション......................209
全腹部..................................287
前立腺全摘術............................281
造影剤..................................48,288
臓器....................................235,239

タ行

大腿骨..................................283
大腸の抽出..............................193
大動脈瘤................................288
ダヴィンチ..............................281
ダウンロード............................17
畳み込みフィルタ........................86,204
タブレット..............................10
抽出....................................48,56,74,93,108,
                                        148,158,184,193,208,232
ツールバー..............................25,54,98,223
手......................................294
データ削除..............................62,141
データ転送..............................44
データの加工............................302
データベース............................32
透過度..................................51,84
同期....................................44
透明度..................................274
ドット表示..............................46
ドライモデル............................301

ナ行

内部構造・強度再現モデル................283
脳......................................93,122,289,290
脳と頭蓋骨..............................289
脳と頭蓋骨(小児)........................290
脳の抽出................................93

ハ行

歯	286
肺	165, 291, 292
バイオ3Dプリンティング	306
背景色	60, 81, 102
肺と気管・気管支	291
鋏	60, 66, 79, 140, 151
半透明	274
ピクセル値	54, 145, 200, 201, 244, 256
皮膚	108, 122
ビューア	14, 211
表示	52, 98, 118, 129, 183, 261, 265
表示角度	118
表示対象の向きを変える	52
表示方向	98
病変可視化モデル	280, 282
品質パネル	54, 70, 72
ピンチアウト	33
ピンチイン	33
ファイル	45, 55, 73, 77, 111, 112, 119, 129, 157, 159, 173, 266, 269
ファイルの着色	266
ファソテック	300
フォーマット	60, 98, 187
腹部	287, 298
腹部体幹・CT断層	298
プラグイン	27
ブラシツール	162
プロジェクション・マッピング	310
プロパティ	162
平滑化	105, 156
ヘルプ画面	35
骨除去	66, 96, 256
ボリュームレンダリング	49, 57, 75, 86, 94, 149, 166, 203

マ行

間引き処理	72
無償	16
模型用データ	111

ヤ・ラ・ワ行

柔らかい肝臓	276
ユーザー	17, 18
有償	16
リスト	45
リパルサー	212, 240
領域	200
ワイヤフレーム	183

本書へのご意見、ご感想は、以下のあて先で、書面またはFAXにてお受けいたします。電話でのお問い合わせにはお答えいたしかねますので、あらかじめご了承ください。

〒162-0846　東京都新宿区市谷左内町21-13
株式会社技術評論社　書籍編集部
『医用画像3Dモデリング・3Dプリンター活用実践ガイド』係

取材協力　　　株式会社ファソテック
アプリ制作　　谷口直嗣、浅田真理
ブックデザイン　小川 純（オガワデザイン）
本文編集・DTP　桂樹社グループ
編集協力　　　吉田陽一
制作進行　　　佐藤丈樹

医用画像3Dモデリング・3Dプリンター活用実践ガイド

2016年 4月 25日　初版　第1刷発行

著　者　杉本真樹
発行者　片岡 巌
発行所　株式会社技術評論社
　　　　東京都新宿区市谷左内町21-13
　　　　電話　03-3513-6150　販売促進部
　　　　　　　03-3267-2270　書籍編集部
印刷／製本　大日本印刷株式会社

定価はカバーに表示してあります。

本の一部または全部を著作権の定める範囲を超え、無断で複写、複製、転載、テープ化、あるいはファイルに落とすことを禁じます。

©2016　杉本真樹

造本には細心の注意を払っておりますが、万一、乱丁（ページの乱れ）や落丁（ページの抜け）がございましたら、小社販売促進部までお送りください。送料小社負担にてお取り替えいたします。

ISBN 978-4-7741-8009-0 C3047
Printed in Japan